新潮新書

椎名 誠
*SHIINA Makoto*

# ぼくは眠れない



593

新潮社

# ぼくは眠れない●目次

# 1　はじまりは唐突にやってきた

## 超深夜なのか超早朝なのか

いまは三月のはじめの週の日曜日で、時刻は午前三時十五分。予定よりだいぶ前に起きてしまった。

「またかよ」

という思いが先にたつ。

「またかよ。いくらなんでもまだ早すぎるよなあ。どうしようかな」

そういうコトを考えてしまったときにすでにぼくは完全に覚醒の段階に入っている。体のどこか芯の部分でそのことを確信してしまっている自分がいまいましい。

つまりそれ以上どんなことがあってももう眠ることはできない、という個人的決定態勢に入っているのである。誰に強要されてるわけでもないのだが、これはもう「決まり」なのだ。もう少し眠ろうと思ってもわがガンコ脳が絶対許してくれない。

それにしても三時十五分。超深夜というべきか超早朝というべきか。まったく中途半端な時間だ。しかも三月。今年は冬の寒さがいつまでもきつい。だから早朝は寒い。普通なら起床予定時間よりもまだだいぶ余裕があるのだからシアワセな気持ちになってぬくぬくと二度寝に突入する状態だ。春眠暁をおぼえず——なんだからヒトもネコもゆるくてのたりと眠い黄金季節とその時間ではないか。それなのに何で……。

といつまでも嘆いていても仕方がない。

このままでいれば布団の中から暗い天井を見上げてずっとそこらのまともなヒトに羨望し、ネコに「おのれおめーはネコのくせに」とイカり、あとはひたすら悶々としているだけだ。

そうして寒いけど、だったらもう起きてしまえ。そういう思考の順番になるのである。

その日は九時三十分に出版社の迎えのタクシーが来る予定になっている。それに乗って羽田空港にいき、神戸にいくのだ。神戸では二つの雑誌の取材でたぶん一日がかりだ。

昨夜寝る前に一応目覚まし時計を七時にセットしておいた。眠ったのは十一時三十分頃だろう。かなり酔って帰ってきたので、お風呂にはいり、ぼんやり週刊誌をパラパラやっているうちに寝てしまったのだ。そこまでは近頃めったにない大成功。

七時の目覚まし時計で起きれば七時間半睡眠。歳にしては寝過ぎだ。でもそれはやはりかなわぬ「夢」。というか見ていない「夢」だった。予定よりかなり早く無意味に敢然と起きてしまったのだから。

ベッドから出ると階下の洗面所に行ってやや怒りの気分で冷たい水で顔を洗い、ハミガキをする。夕べのサケがまだ体のあちこちに残っているな、という感触がある。酔っていたおかげですんなり寝入ることができたが、サケは覚醒剤なのだ、ということを改めて確認する。いや、サケという名のやばいクスリではなく「酒」である。サケは時間がたつと人間の体や脳に対して「覚醒」の働きをするのである。

だからサケに酔って朝までぐっすり眠る、というしあわせなヒトはバカか〝ド健康〟だ。あ、いや、バカと言ってしまうのは悪かった。サケの酔いぐらいで朝までぐっすり寝てしまえる素直な人というべきだった。ぼくにはそれができないからいまのは「羨望」が入った悔しさまじりのアザケリなのだ。お詫びしても訂正はしねーよ。

夜明け前に、何をゴチャゴチャ言っているのだ。このオレは。

でも、これからしばらく、こういう「不健康な覚醒」をはじめとしてぼくにつきまとう「不眠症状」について、いろいろ書いていくことになった。その最初であるから、こういう話ではじまるのをどうかお許し願いたい。

さっき熱い紅茶をいれて机の上におき、やおらこの原稿を書き出した。すでに原稿用紙四枚まで一気にきている。

いま、四時十五分だ。もう堂々と早朝といっていい時間だ。しかしあたりはまだ寝静まっている。新宿からクルマで五分ぐらいのところに住んでいるから、都会的騒音が遅くまで続く場所だ。真夜中にパトカーとか救急車のサイレンの音がしょっちゅう聞こえる。

真夜中の二時頃に原稿仕事をしているとよく家の前の坂道をハイヒールをコツコツいわせて歩いている女性の足音が聞こえる。そんな時間に若い女が（若いかどうかは見えないから正確にはわからない、しかしハイヒールだからなあ）一人で歩いていける夜がある国というのは世界でもかなり安全な国だ。

でも今朝は外がいやに静かだ。そうか。日曜日の超早朝なのだった。みんなやすらかに眠りをむさぼれる日なのだ。

ちくしょうめ。

普段から午前二時ぐらいまで原稿を書いていることが多い。それはぼくの生活サイクルのなかではかなり「いい」ほうだ。仕事が進み、疲れた、と感じたあとは寝入りやすいからである。

その日、どのように寝入ることができるか、ということが絶えず頭のどこかにある。体が疲れていてもすんなり寝入ることができないのが恐ろしいのだ。なにか毎日、そんな賭をしているようなところがある。

負ければ、寝入るタイミングを逃して、むなしく本など読んでいるしかない。それ以上原稿仕事を続けるには確実に体や脳が疲れすぎている、ということがわかっているからだ。

翌日、決められた時間に起きねばならない、ということがないかぎり、それでもいい。でもどこか旅に出るために決められた時間に起きないといろいろまずい、というときは「睡眠薬」を飲む。敗北感のなかで飲む。

いつごろからぼくは「不眠」になったのだろうか。この本を書くにあたりじっくり考えてみた。

子供の頃から青年期まで、間違いなく健康な昼間と適切な夜の睡眠の日々だった。とくに「深く寝てしまったなあ」と自分で感じていたのは格闘技に熱中していたときで、ボクシングのスパーリングをとことんこなした日などは夕飯を食うと、もう眠くなっていて、目をあけているのが苦しかった記憶がある。それからサラリーマンになり、今度は体の疲労感に精神的な疲労感が加わり、毎日の睡眠はよくいう「バタン、キュー」の時代が続いた。男ばかりの荒っぽい小さな会社だったが、会社の仕事は好きだった。自分で企画した専門雑誌がうまくいき、二十七歳で取締役編集長という役職についており、すでに結婚して二人の子供がいた。自分で企画して作った雑誌だから、その取材などで全国を積極的に飛び回った。会社の同僚たちと新橋や銀座の安い酒場でよく飲んだ。面白い充実した日々だった。だから相変わらず深くよく眠っていた。

——それから三十四歳まで、会社の仕事と家庭と、自分の趣味（登山やキャンプ旅など）のバランスのいい生活サイクルが続いた。完全に健康だった。

今思えば、この頃まで、ぼくは実に精神充実、安泰の時代だった。ある種の黄金時代だった。どうしてわが人生、あのままでいかなかったのだろう。

不眠にからむちょっとした「出来事」を覚えている。もしかしたら「アレ」がなかったらその後の人生も健康な睡眠を維持していけたのかも知れない。勝手な思い込みとは思うが、それはこういうコトなのだ。

## 家庭内危険書

ヘンな話だが健康すぎたことが、その背後にある。会社がやってくれるヘルスチェックではいつも「問題なし」だった。けれど当時はかなりのヘビースモーカーで、それがためか、ときどき喉を腫らせた。風邪っぽくなると症状はいつも喉に出てしまう。扁桃腺炎である。これはかなりの確率で高熱が出る。

たいてい三十九度ぐらいまではあがる。そのたびにめったにいかない医者にいく。町医者だ。年に二回は同じ症状でそこにいくので医者（女医）が言った。

「大人になって扁桃腺炎をこんなに繰り返していると腎臓を悪くしますよ」

はじめて聞く話だった。喉と腎臓とはだいぶ離れているはずなのにどういう関係があるんだろう？　不思議だったが電車の路線の話じゃないんだから、距離など関係なく体内医学的にそういう連携したリスクの因果があるのだろう。

年二回の恒例になってしまった喉でのダウン。四日間も寝込んでしまい、ようやく熱がさがってなおりかかってきたあるときに、家にむかしからあった『家庭医学全書』のようなものを引っ張りだしてきてベッドでパラパラやってみた。

どうしてぼくはこのように風邪になるとすぐに喉に症状が集中してしまうのか。さらに腎臓病とそれがどういう理屈でつながっていくのだろうか。そういうことをその本で調べられないだろうか、と思ったのである。

あの『家庭医学全書』の目次というのは「病気」というデパートの各階売り場案内ボードみたいなもので、いたるところ恐ろしげな文字の品ぞろえ百花繚乱で一瞬気持ちが怯える。

目的の「腎臓病」のところをひらくと「症状」という項目があり、「腎臓病の自覚症状は、病状がかなり悪化しないとあらわれません」などと書いてある。しかしポイントは尿の異常と浮腫《むくみ》であるという。尿ににごりがでたり血がまざっていたり白血球がまざっていたりすると色に変化がでます。

そういうようなことがいろいろ書いてある。そういえば今朝がたぼくの尿は赤く濁っていたような気がする。あれがつまり血尿なのかもしれない。これを放置しておくとどんどん悪化していき、やがて高血圧になり、さらに糖尿病にもつながっていきます。などということが書いてある。

なるほど扁桃腺炎は喉が腫れて痛むだけでなく案外恐ろしい病気にいろいろつながっているのだ。

寝ながらぼくは足など触り、どうも通常よりむくんでいるような気がした。血圧も高くなっているような気がするが、今のように家庭で簡単に測れる血圧計など一般家庭にはない頃だった。

あのテの『家庭医学全書』というのは悪魔の書のようなところがあり、どんどん読んでいくとどんどん病気が増えていくようである。なおも読んでいくと、腎臓病を悪化させるとネフローゼなどという複合化された重い病いの可能性もあるという。ぼくは天井をみあげ、自分がどんどん重病状態になっていくのを感じた。

食欲もないし、いままでただのいっぺんも体験したことのない便秘というものにもなっているようだ。それに昨夜は半分ぐらい寝られずに起きていた。不眠というやつだ。これもはじめてのことだ。そういえば背中も痛い。腎臓病は重度になると背中が痛くなると書いてあった。はかってはいないが血圧もかなり高くなっているような気がする。そのままでは脳溢血で倒れてしまう可能性もあります、とさらにその本には書かれていた。

いままでずっと健康できたが、長いことあまりにも何も問題がなさすぎた。そろそろいままで無理をしてきたツケがいっぺんにまわってくる頃になっていてもおかしくない。このようにしてぼくは自分で積極的にずんずん病状を悪化させ、これはもう一刻も早く入院しなければならないだろう、と考えるようになっていった。いま考えるとこの「家庭医学」関係の本は、危険書――もっといえば悪書なのかもしれない。それはおいおいわかってくることなのだが。

## オレは入院する！

熱も完全にさがり、普通に動きだせるようになったが、気のせいかどうもやはり腎臓のあたりが重痛い。そうだ。痛みを感じるようになるともう一刻を争う事態になっていると、あの本には書いてあった。

そこでぼくは医療関係に従事している友人に訳を話し、一刻も早く入院したいんだ、と話した。ついてはこういう緊急患者を受け入れてくれる信頼できる大きな病院を紹介してくれないか。友人にそう頼んだ。

実はこのときまでぼくは大病院というところに行ったことがなかった。たいした病気にならなかった、ということもあり、なってもせいぜい扁桃腺炎だから町医者しか知らないのだ。腎臓の病気などという恐ろしいのは大病院でないとどうしようもないだろう。ぼくは勝手にそう思いこんでいた。

電話に出た友人はぼくの焦った、しかも弱々しい声に驚き、すぐにしかるべき病院と連絡をとり、ぼくに知らせてくれた。有名な大学病院であった。

ぼくは妻にざっとあらましを話し、入院のための洗面道具やパジャマなどを用意してくれるように頼んだ。

妻はびっくりした顔でぼくの話を聞き、それから黙ってぼくが頼んだ支度をしてくれた。そのときそれらの支度程度ではちょっと時間がかかりすぎではないかな、と思った。なにしろぼくは一刻を争う状態かもしれないのに。

やがてぼくの頼んだものを用意してくれた妻はぼくに言った。

「そういうことなら、あなたの友人から紹介された病院よりも、わたしの知っている病院のほうがもっと近いし、優秀と評判だから、そっちのほうにしたほうがいいのではないか」

妻はそういうことを言った。今思えばそのとき妻は家の奥のほうでどこかに電話などして相談していたのだ。

「えっ、ドタンバで違う病院？」

ぼくは無理やり大急ぎで病院を紹介してくれた友人の手前、それじゃあ立場がないから、どうのこうの……としばらく抵抗したが、妻はいつになく頑固であった。

でも妻の言う病院は確かに友人の紹介してくれた大学病院よりも近くにあり、そこそこの規模だった。妻はそこにぼくを案内してくれることになった。つまりは「付き添い」である。

山手線内にあるその病院までタクシーで行った。ぼくはとにかくもうヘトヘトで、一刻も早く入院したい、と思っていたからだ。きっと血圧はマックスまでいっており、いつ脳内出血で倒れるかもしれない。

到着した病院は大きな玄関の先にホールがあり、沢山の人が出入りしている。正面に受け付けカウンターのようなものがあった。

まずそこに行くのかと思ったらそうではなかった。妻は方向を確かめるような視線でどんどん歩いていく。ぼくはノタノタついていく。やがて「内科」と書いてある表示があった。あそこにいくのだな、と気持ちをひきしめながら、でもやっと入院できることに安堵した。けれど妻はその「内科」の前を通過し、さらにずんずん行く。外科の表示があったがそこではないだろう。思ったとおりそこも通過。

続いて循環器系の表示があった。『家庭医学全書』で何度も見た記憶が蘇る。そうだ。あそこだ。けれど妻はその前も通過していく。なんだ。なんだ。

やがてちょっと長い通路の先に「精神科」という表示が見えた。その長い通路には精神科の診察を待っているらしい患者のための長椅子が並んでおり、十人ほどの人がいた。通院患者なのだろう。みんな陰気な顔をしている。一人の十代とおぼしき青年が長椅子の上で不思議な恰好の倒立をしている。

なんだなんだ？

ここも違うな、とぼくは思ったが、なんと妻はその表示のある通路をどんどん行ってやがて小さな受け付け窓口のようなところにできている数人の行列の後ろに立った。

「ちょっと待ってくれよ。おれは腎臓が悪いんだぞ。ここはそれとは関係ないんじゃないのか」そこに至ってさすがにヘンだと思い、ぼくは妻に聞いた。前の行列の人には聞こえないような低い声にした。

「ここでいいのよ」

妻も低い声で言った。

「だっておれの場合は内科とか、さっき通過した循環器系なんかに関係するんじゃないのか」

ぼくは納得できない。

「あなたはこういう大きな病院に来たことがないからわからないんでしょうけれど、今の大病院はどんな症例でも、まず最初にこの『精神科』で全体的な診断をしてもらうようになっているのよ。それからしかるべき専門科を紹介され対症療法を診断されるのよ」

妻はそう言った。

そうなのか。大病院はいまはそうなっているのか。ぼくはいったん納得したが、それでもやはりなにかヘンだな、という疑問は残った。病状ははっきりしているのに、精神科でこの衰弱しつつあるジンゾーのどこがどうわかるんだ！　何をどう診断するのだろうか。

## 運命の二分の一錠

ヘンだな、と思いつつも三十分後ぐらいにぼくは中年の医師の前に座っていた。一刻も早く入院したいぼくとしては「話が違うじゃないか！」と叫びたくなるくらい、希望していた状況と違っていた。

ぼくは、医師のところにいったらただちに採血しますヨなどと緊急診断などされて、その日から入院の部屋などを指示されるものとばかり思っていたのだが、ぼくの目の前の医師は「あなたの毎日の仕事状況は？」とか、余暇の過ごしかた、とか、お酒を飲むと聞きましたが一日にどのくらいの量を？　などということをゆったりした口調で聞いてくる。

「腎臓問題はどうした！」

と、ぼくは心のなかで叫んでいたが、医師はまるでそんなことは口にせず、さらにぼくの日常生活の話を聞いていた。

結論をいうと、その日！　ぼくは妻に見事に騙されていたのである。今思えばそれは当然だろう。

医者が何か診断しているわけでもないのに自分で勝手に入院したくなっている夫を見て、妻はもっと重大なことを心配していたのだ。それは後日わかってくるのだが、その日は精神科の医師がぼくのやはり勝手に焦っている「入院したい」願望に応えて、やっと血液と尿の検査をしてくれた。緊急扱いしてくれたらしくとりあえずの問診が終わって待合室で三十分ぐらい待っているうちに結果が出た。そしてぼくはさっきの医師の前にまた座っていた。いましがたの検査結果の表を見せてくれて「腎臓など何も悪くない」ということを説明してくれた。

「本当ですか？」

ぼくは往生ぎわ悪くなおも「食欲がない」「便秘になった」「眠れない」からヘンだ、ということを訴えた。医師は四日もベッドに臥せっていたら食欲も落ちるし、食事量が激減しているのだから排泄の回数もへる。寝ている時間が長いのだから夜寝られなくなって当然です、ということを腹がたつほど理路整然と言った。

「何も問題ないのだから帰りに奥さんとおいしい寿司でも食べていったらいいでしょう」

信じられないことを言った。

そしてぼくの望んだ「入院」はあっけなく遠いどこかに消えていった。

「眠れない、ということで気が焦ったら今夜、あとで出す薬を飲んでみて下さい」

最後にそう言われ、キツネにつままれたような気持ちでそのまま帰宅することになった。待合室ではまださっきの青年が長椅子の上で不思議なサカダチをしていた。ものすごい耐久力だ。看護師がなにか聞いていた。

「こうしていると気持ちがいいんです」

青年が言っているのが耳に入った。

ぼくはやっぱりぼんやりしながら家に帰り、その夜、医師から貰った錠剤を飲んだ。みたところ丸い錠剤を半分にしたもののようだった。

## 2　勤めをやめるか、どうするか

### 「禁断のしあわせ感」

医師からもらった「眠れないときに飲む薬」というものをその夜飲んだ。週末で会社に行く必要がない、ということもあったが、実になんとまあ十時間ぐらい眠ってしまったのだ。もう起きないと腰が痛くなる。ベッドから起き上がるとき、いくらか体がふらついた。扁桃腺炎のときの高熱のふらつきとは違って、どこか精神のまんなかあたりが重力に軽くさからって揺れているような気分で、高熱状態のときのふらつきよりははるかに気持ちがいい。

十時間ノンストップの深い睡眠によるこのところ味わったことのない充足感は、体と精神をやすらかに慰撫し解放してくれたようなここちよさがあった。

「これが睡眠薬による眠りから覚醒したときの感覚なのか……」

生まれて初めて睡眠薬を飲んだときの、それが正直な感想だった。なんだか嬉しい気分だった。

けれど、このときの「嬉しい気分」は、結果的にいうと「禁断のしあわせ感」であったようだ。それは、本書のなかでやがてゆっくり語っていく事象のひとつになるだろう。

あのとき医師はなんの薬を処方してくれたのか、今では確かめようがないのだが、とにかく丸い錠剤を半分に折ったものであった。扁桃腺炎は治り、ぼくが勝手につくりあげ、どんどん悪化させていった腎臓の〝重い病気〟もたちまち全快——というか、もともとそんなものになっていなかったのだから治るもクソもないのだが、翌週から、ぼくはすっかり回復し、会社に行った。

その頃、ぼくは三十代半ば、年齢的に一番の働き盛りだった。月刊誌の編集長をしながら、出版部というものを作った。業界内部の専門書を年間二～三冊作る、という程度だから、その編集仕事は、ぼくの月刊誌の編集スタッフがその機に応じて兼任した。

今でもそうだが、ぼくは友達好きの社交家だった。自分の会社の仕事を通して知り合う人とわりあいすぐに仲良くなった。

その中で宣伝関係の専門誌に『宣伝会議』という、なかなか洒落た編集センスのある雑誌があって（今でもある）、ぼくはそれを自分の編集している雑誌の目標にしていた。編集長とも親しくなったが、その会社になんでも自由に発想して世界を飛び回っているアマノさんという先輩がいて、この人の発想と行動力に傾倒していた。

ぼくが勤めている会社の上司らは、その人から比べると、小さな業界の中にがんじがらめに縛られていて、何年経っても同じことを繰り返している人ばかりだったから、相談の対象にはならずぼくの目はもっぱらソトに向いていた。

新しい出版企画についてそのアマノさんに相談したら、彼はもともと企業の宣伝やイベント企画に深く関係しているから、そっちのほうはプロ中のプロ感覚でものを見ている。

ぼくにいろんなアドバイスをしてくれた。

「各デパートが毎年様々なイベントをやっているでしょう。君のところではその企画書や、実際にイベントを行うためのマニュアルやマーケティングの結果などをまとめたデータがわりあい簡単に手にはいるんじゃないの。別に秘密じゃなくても、その全体と詳細がわかるような……」

言っていることはすぐ理解した。そういうことの詳しい内容を取材して記事にしていることがよくあったからだ。

「その、ひとつひとつの会社のイベントプランを、実はそれぞれよその会社同士が喉から手がでるほど欲しがっているんだ。とくに都会の大手デパートがやっているイベントなどは地方のデパートなんかがとても欲しがっている。その真似をすればいいんだからね。

都市でも地方でもデパートにはそのノウハウがないから、たいてい広告代理店などに丸投げに近い恰好で依頼し、法外なカネをとられている、というのが現状なんだ」

この雑談がヒントになって、ぼくは自分のところのスタッフと手わけして、各デパートのありとあらゆるイベントの資料を集めた。

ズボラな会社もけっこうあって、頼みにいくと下請け業者からの見積もり金額などが記載されているデータなんかもそのまま渡してくれたりした。これらを集めて大判の「本」にまとめた。いま思えば各社の企業秘密になるようなものもいろいろあった。よくそのあとオトガメなしにそんなものを本にできたものだなあ、と思うのだが、時代がきっと全体におおらかだったのだろう。

データをそのまま羅列しただけだから見てくれはもの凄く厚くて立派な本になった。でも、原稿というのを新たに作る必要はなく、各社の現物のプランニングデータを複製してそのまま並べたのだから、まあ一種の「スクラップブック」だ。制作費は信じられないくらい安くいった。ぼくの会社の幹部たちは、実のところ「何のためにそういうものをつくっているのか」ぼくが説明したくらいでは本当は理解していなかったような気がする。当時の経営幹部らは旧来の各社人事とか新規開店のデパートの経営戦略といったおもしろくないものをルーティンのようにくりかえしていたから、この発刊企図はぼくの独断だった。

価格は一冊五万円にした。こういうものはむしろ驚くぐらい高い価格をつけたほうがいいんだよ。アマノさんがそう言ったからだ。

エイヤッと四百冊作った。売れ残ったらすぐ廃棄処分してしまえばいい。

タイトルはそのまんま『大型店イベント資料集』とし「スペシャルエディション」など気取ったサブタイトルをつけた。主にDMで全国のデパートやショッピングセンターのディベロッパーなどに送ったが、これが当たった。

バカ当たり、といってよかった。四百部はまたたく間に全部売れてしまった。いまから三十年ぐらい前の五万円だから、現在の価格に換算すると一冊二十万円ぐらいになるだろうか。会社はホクホク状態となった。

どのくらい理解していたかわからないが儲かっているから社長は喜んだが、そうでない人も何人かいた。専務とか常務といった人たちだった。

小さな業界のなかだけでモノを考えている人たちだったから、ぼくのやったそういう乱暴な仕事がそんなにヒットしてしまうことが彼らにはまったく理解できないようであった。専務はその本の全体の内容や売れ行きには言及せず、ぼくを呼びつけて表紙のデザインに使った三越の浮世絵の一部について「これを使うということで三越の宣伝部の許可を得ているのか」とジクジクした口調で言った。

「断ってはないです」

というと、

「お詫びにいこう。改めてお願いするんだ」という。

凄い剣幕なので、嫌だったけれどそのおっさんとお詫びに行くと、先方は最初何のお詫びにきたかわからない顔をしていた。三越の宣伝の一素材になりこそすれマイナス面は何もないのでかえって喜んでくれたのだった。

その頃の外部の知り合いで一般書の編集者もかなりいた。同じぐらいの年齢だったのでお酒を飲みながら、まあ互いの仕事や、ときには「人生や生き甲斐」なんていう青くさい話なんかもする。

あるときそういう会社の一人が、その頃、デパートなどで静かに浸透しつつあったクレジットカードのことについて話をしてきた。

## 最初に書いた本

いろんな本を読むとアメリカあたりの消費生活ではカード決済が急速に進んでいて、日本もやがてそうなるんではないか、と言われているけれど、業界の現場を歩いていて、実際にはどんな感触ですか？

という質問だった。それはぼくも興味を持っていることでコーポレート・アイデンティティと共に、これからの日本の小売業のあたらしい刺激になりそうですよ、というふうに答えた。するとその話があっという間に発展して、ぼくに「わかりやすいクレジットカードの世界」というような話を書きませんか、という要請をしてきた。

当時その出版社は一時間程度で読める現代のいろんな問題の解説ブックシリーズのよ

うなものを出していた。新書判で原稿枚数百枚ほどの、本当に一時間で読めるような軽装本である。

外部のそういう仕事を個人的にやることを禁じている会社もあるが、ぼくの勤めていた会社は、そもそも社長がそういうことをやっていて「宣伝になるから」といって推奨しているようなところがあったので、ぼくは引き受けた。原稿用紙百枚、正月休みに書いた。

それはたちまち本になった。『クレジットとキャッシュレス社会』というタイトルの新書で、それはぼくが最初に書いた本でもあった。ここでそれに関連してちょっと話が逸れるが、二〇一一年にぼくの事務所のスタッフとその応援チームがコンピューター上のバーチャル文学館を作ってくれて、そのときはじめてぼくの本がどのくらい出ているのか調べてくれた。その結果その時点で二百三十五冊であった（文庫は除く）。およそ三十五年間だからやはりこれは間違いなく粗製濫造なのだ。

それを機に散逸してしまっている全部の著作を揃えよう、ということになった。

けっこう苦労したが大体集まった。しかし一冊だけどうしても見つからない本がある。それが最初に書いた『クレジットと……』であった。どこにもないのでアマゾンで調べてみると一冊だけあった。当時四百円だった本がなんと二万六千円であった。

「最初の一冊です。買いましょう」

と、スタッフは言った。でもぼくは反対した。そんなベラボウな金額のものを買うのは気持ち悪いよ。第一その本にはロクなことが書いてない。書いた当人が言うんだから間違いないんだ。

ひどい話をしていたが、結局は買わなかった。いつかボロボロでもいいからもっとまともな百円ぐらいの値段のものがみつかるだろう。

こんなことを書いていると、不眠症の話はどうしたんだ！　という読者の叱責が聞こえるようだ。実はちょっと関係があるのだが、その本が出たのをきっかけにぼくにいろんな本の執筆話が舞い込んでくるようになったのである。粗製濫造作家は書くのが早いからどんどん書いてしまう。そのうちにいわゆる一般書でベストセラーが出てしまった。『さらば国分寺書店のオババ』という、タイトルからしてろくでもない本だが、イキオイというのはおそろしいもので、ぼくはさらに売れっ子になっていった。

広告が一般誌によく出るようになり、インタビューなども出始めた。

面白くないのが会社の幹部の二人であった。両者はともにかつて文学青年である。本を書くのが夢、ということをそれまで酒の席などでよく語っていた。二人はその頃からネチネチ迫ってきた。ぼくは会社の仕事も面白くて好きだった。まして編集長をしている雑誌はぼくが企画して創刊した、自分の子供のようなものである。

あまりソトで目立つような本を書いてはいけない、というのなら、ソトで本を書くのはそのあたりでやめて、もとのようにサラリーマン稼業に専念してもよかったのだが、マスコミがそうはさせてくれなかった。

一カ月ほど外国へ取材旅行に行って、その体験を本に書かないか、などと無理なことを言ってくるところもあった。でも魅力的な話でもあった。やっぱりこれははっきり会社をやめ、転職して、モノカキの世界に入っていくしかないか。

ぼくは本格的に迷い、悩みはじめた。

家庭があり、妻がおり二人の子供もいる。今はまわりの誘いが華やかだが、会社をやめるとは何も保障のないフリーランスになることである。

会社の社長は、やがて自分のあとを継いで社長になりなさい、などと言ってくれている。迷いは日増しに深くなっていった。

異変のはじまり

気がつくと、ぼくは毎日夜更けにガバッと起きるようになっていた。それも二時とか二時半ぐらい。毎日十一時から十二時ぐらいに寝ている頃だったからたいして眠っていないことになる。以前ならばガバッと起きてもすぐにまた前後不覚に寝てしまう。ところがそうはいかなくなっていた。なんだか無意味にハッキリ目が醒めてしまい、ベッドのなかから天井をみあげている。

何を考える――わけでもなかった。

あまり眠くならないので、寝入る前まで読んでいた本など広げるのだが、基本的には昼の会社仕事や、帰宅してからの、会社以外の仕事、一般雑誌から依頼されたエッセイなんぞの原稿を書いていたから体は疲れている。おそらく神経も同じように疲弊している筈だったが、それらの心身の疲れの自覚はあまりない。三十代だったから余分な体力がその夜更けの無意味な覚醒の手助けをしていたのだろう。

どうしても眠れないので苛ついてくる。夜に酒を飲んでいることが多かったが、飲み足りないのだろう、とビールなど飲むが、精神が苛立っていると夜更けのビールはうまくもない。第一、こんな時間に飲んでいて、明日自分はどうなるんだろう、という心配もある。そうなのだった。自分では気がつかなかったのだが、ぼくはその頃、日常的に何かわけのわからない不安のスパイラルに巻き込まれていたようなのだ。

毎日がどことなく不安だった。

不安のタネをつきつめていけば、サラリーマンという勤めをやめ、フリーのモノカキになっていくか、どうするか――の岐路に立ち、激しく迷っていた――ということにつきる。

よいほうに考えれば「責任感」という言葉も使っていいような気もする。
「思いきりが悪い」「心配性」「小心者」などという言葉を使ってもいいようだ。

そういうことを心の内側で思い悩み、それが夜中の突然の覚醒になっていた、というのが実際のところだったのだろう。

まだ医師に相談などしていない頃だったから、それからしばらく経って自分で判断したことでもある。

結局ぼくは、そのあたりで、初めて不眠症の世界にさまよい出た、のである。そんな日々にかつて妻に「はかられ」連れていかれた病院の、精神科の医師から処方された半錠の睡眠薬に思いが揺れた。あの吸い込まれるような無思考、無感覚に近い睡眠への甘美なる誘いこみが心をふるわせた。

## 会社をやめた

会社の仕事と、それよりも千倍ぐらい魅力的な刺激に満ちたソトの仕事をこなしながら、ぼくはだんだん気持ちを固めていった。

外に出ていこう、

という気持ちである。

そして三十六歳のときに十五年勤めたその会社をやめた。

「会社をやめたいんです」と言うと社長はその日の夜、酒飲みにぼくを誘い、結局ぼくの自宅までついてきて泊まっていった。そのあいだ「もうすこし我慢してやってくれないか」という説得があったが、専務のところにその報告をしにいくと「やめたほうがいいだろうね。君のためにも、会社のためにも」とその人は言った。

たぶんぼくはこの人とは何万日話をしても人間的な会話はできないのだろうと感じた。

その時点でぼくの担当している部署の売り上げは会社全体の半分ぐらいまで行ってい

たから、専務のそういうういぐさは心から腹が立ったが、それは一方で「ようし見ていろよ」という「たぎる」ような闘志にもなったようであった。そしてぼくは退社した。忘年会が送別会と一緒に行われた。

もう進退の迷いに振り回されて真夜中に起きることはないだろう、という希望がその先にあった。

ところが、だ。

どういう心のメカニズムによるのかわからないのだが、一度やってしまうと「不眠」というのはかなり自虐的にここちよいところがあるのだ。

まったくのフリーになって、すべての時間が自分の自由になると、押し寄せる雑多な仕事の波に対応するだけで大変なことがわかった。外部からの連絡は全て自宅の電話にかかってくる。取材などでどこかへ出る必要がないかぎり自宅にいたが、実に雑多な電話がかかってくるのに驚いた。

すでに三〜四誌の連載がはじまっていて、それらはみんな業界大手と言われるところの雑誌だった。そのほかにも経緯はよくわからないのだが歌の作詞だとか、アウトドアグッズを売る店のカタログの衣服モデルをやらないか、などという注文もくる。

話を聞いていて、これはやってもいいな、と思ったのはFM番組のパーソナリティという仕事だった。当時東京で聴けるFMはまだNHKとFM東京の二局しかなく、ぼくへのオファーはFM東京の月曜日から金曜日まで、毎日夜十一時から十五分間の帯番組だった（大阪以南関西エリアは夜八時から）。番組は『ソニー デジタル サウンド』と言った。

ちょうど世の中にCDが次代を担う製品として台頭してきた頃だったが、ぼく自身はCDの仕組みを本当はまったく理解しておらず、番組のなかで毎回かならず言う「この番組はコンパクトディスクでお送りしています」のコンパクトディスクを略したものがCDなのだ、ということをしばらく知らないままマイクの前で喋っていたほどなのだった。

慣れないこの仕事を引き受けたのは、定期的な収入が長期にわたって保証されることに魅力があったからだった。そのFM番組の契約は四年間だった。

世の中にうたかたのモノカキとして彷徨い出てきてすぐに力つきてのたれ死にすることにはならないようだ、という安堵があった。

けれど、これらの仕事は神経を使う。一回の録音で一週間から十日分は「ため録り」

するが、そのあいだに宣伝のためにけっこう有名なスター、ゲストがやってくるし、そのインタビュー対応に神経を使った。

そしてその疲労をなんとか和らげるのが、仕事おわりのサケであり、帰宅してからのサケであったが、それでも経済は安定成長期のまっさかりの頃である。出版マスコミなどは夜十一時でも普通に働いているから、そんな時間に平気で自宅に電話をかけてくる。

あとで気がつくことになるのだが、ぼくがソトで飲んで遅くなって帰宅する日などは、そういう電話を受けているのが妻であった。彼女はごく普通に対応していたようだが、保育士としての仕事が毎日あったから、家事がすんだあとは彼女もクタクタに疲れている。そういうところに「はじめて電話しますが」などといっていろんな用件で夜中に電話が入ってくるのだった。

そういう人の、やっぱり不作法な用件を妻は箇条書きにしてぼくの机の上に置いていてくれていた。

「なるほどこういう世界なのか」

だんだん、異世界の強引な流れに翻弄されていく自分と、家族たちを感じた。

寝入るのが遅くなる。

あるとき夜中に電話が鳴った。とうぜん飛び起きてそれに出る。

「どこそこのなんとかというマンガ雑誌の編集部ですが……」などとそいつは挨拶もなしに言った。時間をみると午前三時近い。

「うるさい。いまの時間を見ろ！」

まだ、こういう世界に顔を出したばかりの新人が言ってはいけないセリフなんだろうが、ぼくは言わずにいられなかった。

# 3　ライオンのように眠りたかった

## 犬が天敵、ときには相棒

サラリーマンをしているときと、会社を辞めてフリーのモノカキになってからの「眠り」で一番ちがったのは「逆算」する必要がないということだった。

かなりルーズなチビ会社だったが、やはり規律のなかにあったから（ぼくはあまり守らなかったけれど）一応決められた時間に出社することになっていた。

武蔵野の自宅から銀座にある会社まで、当時は乗り換え三回、一時間二十分はかかった。それを逆算して家をでることになる。そこから逆算して起床時間がおおよそ決まってくる。さらに逆算して寝る時間がそれなりに一定してくる。

世の中ではこれの繰り返しを「規則正しい生活」というのだろう。ときおり会社の同僚らと、あるいは親しい友人らと遅くまで飲んで終電で帰ることはあっても、そういう場合は帰宅してすぐに寝てしまう、ということになるから極端な睡眠不足になることはなかった。

　そして週末の自由時間がそれらでおきた生活リズムの波を調整してくれる。今でも多くのサラリーマンがそうであるように、週末の時間を自由に使えることによって、体の疲れやそれと密着しているストレスなどをだいぶ解消でき、翌週からのエネルギー充足になっていったはずだ。睡眠生活を中心にした精神のリラックスにはこの適度な心身に対する大波、小波ときに荒波のまじった生活のリズム感、というようなものが案外大事なのかもしれない。

　そういうコトに気づいたのはサラリーマンをやめてもうだいぶたってからだった。

　勤めを辞めた当初は、朝がたは「よろこびの時間」だった。何の予定も入っていないときは別に決められた時間に起きる必要がないから、喉が渇いてちょっと目をさましても再び眠りに戻れるのならそのまま怠惰な朝寝時間に再突入することができた。

　ひとつだけ難点は「犬」だった。

　妻は仕事があるから朝八時すぎにはもういない。子供たちもとうに学校に行っている時間だ。

しかし庭にいる「犬」が、それはもう必死の動物的カンで、ぼくの起きるのをひたすら待っていた。

当時ぼくの住んでいた家は木造三階建て。三階とも屋根裏部屋ともつかない部屋がぼくの仕事場であり、そこにベッドもあった。

犬は二匹、友人のカヌーイストから預かっているシェパードと秋田犬がまじったようなのが一匹、アフガンハウンドにコリーのまじったのが一匹。両方とも大型犬でありどちらも力が強いので、妻や子供らに散歩はさせられない。そしてこの二匹は毎朝ぼくが起きるのをいまや遅しとじっとその気配をうかがっているのである。

ベッドから立ち上がると、庭から三階までけっこう距離と隔たりがあるのに動物のカンというやつはまったく凄いもので、ノソノソしているのにもうこっちの動きがわかってしまい、二匹は庭中をはしりまわり跳ねとび、吠えるという「必死」のアピールに突入する。ぼくはそれにせかされ、急いで顔を洗い歯をすすぎ、そこらを歩ける服を素早く身につけて、二匹の牽き綱をもって庭に出る。犬たちは家の側面をほぼ半回りできるくらいのスペースでフェンスを張り回した中に放し飼いにしていた。だから当時としては外部から怪しい者の夜更けの侵入などはまず無理だった。家庭用セコムなど普及していない時代だったけれど、彼らはそれ以上の役割を果していたような気がする。

ぼくはそういうことのお礼の意味もこめて毎日二匹をつれていつもの散歩コースをいく。たいてい通勤、通学時間からは外れていたから、ぼく自身にも朝の「いい散歩時間」だった。普通は三十分から四十分で戻ってくる。それから彼らの水を替え、ドッグフード系の餌をやる。

不定期だったけれどだいたいそれらが終わるのが九時から九時半ぐらいだったから、就寝時間は遅くてもぼくはわりあいよく寝ていたわけである。

サラリーマンの頃はこれを会社にいく前にやっていたからかなり早起きだった。ただし前の晩に同僚たちやむかしの友達と遅くまで飲んで帰ってきたときはすぐに寝てしまったから、ある程度睡眠時間を確保するとかれらの散歩時間がだいぶ短縮されてしまった。けれど毎朝こういう朝の日課をはたすことによってまがりなりにも生活のリズムができていたのだろう、と今になると思う。

しかし、仕事の量が増えてくるにつれて、夜遅くまで原稿を書いている日々が増えてきていた。そしてまたその頃は、誰が決めたわけでもないのだろうが、作家は夜中に原稿仕事をして、昼間は寝ている、というような伝聞、風潮があって、ぼくもしだいにそれに倣っていった。

その場合は夜中の一時ぐらいに犬の散歩をした。そこここに家のならぶ住宅地だったから、そんな時間に大きな犬を二匹連れて歩く、というのもいささか異様だったろうが、主に歩かせるところは近くにある玉川上水の川べりであり、夜中に住宅地のよその犬を意味なく刺激して突然吠えたり唸らせる、というようなことも少なかった。

この深夜の犬の散歩は翌朝ぼくが寝坊するための布石だったが、犬たちは朝になると結局いつもと同じように騒ぐ。でも、夜更けにそうしてじっくり散歩させておくと、その必死の要求度から「必死」だけは少々軽減されているような気がした。そうしてぼくはぼくでその夜更けの散歩で気持ちを引き締め、午前三時とか四時すぎまで原稿を書いている、という生活が普通になっていった。

## 眠りのためのはかないきっかけづくり

その頃になると仕事用に電話をもう一本いれ、かつてのように家庭の普通の電話に業界人のめちゃくちゃな深夜電話などが入らないようにガードしていた。そしてぼくの仕事机にある外部業界用の電話は十二時をすぎると電話線のジャックを引き抜いてしまうことにしていた。

小説を書くようになったのはその頃からだった。ぼくはなぜか純文学系の雑誌から小説はスタートしている。平均三十～五十枚ぐらいの小説を書いていた。小説というのは同じ原稿でも気持ちの入りかたが違うから、午前三時ぐらいに手が疲れ（当時はペンで書いていた）頭も疲弊し、あきらかにもう休むべき段階に入っているのがわかる。ああ疲れた、といってそのままベッドにもぐりこんで寝てしまえればどんなに楽チンかと思うが、たいていそんなに単純、簡単にはいかなかった。

たいしたものは書いていないのだが、フル回転していた脳がひとり興奮しているようだった。まあ考えてみれば、頭の中はいままで原稿用紙の上に必死に構築してきた「どこか別の世界」をまだ彷徨っているのだから、電気のスイッチを切るように「さあ、次は眠りの世界ですよ！」などというふうに簡単には切り換えられない。

そのコーフンを抑えるにはアルコールが一番てっとり早かった。その日ずっと自宅にいたときは夕食のときに結構飲んでいる。そこそこの酔いなら普通に原稿仕事ができたから夕食が終わると少しテレビなど見て九時ぐらいから仕事に戻る。そうして午前三時頃になると、夕食のときの酔いなどとうに醒めているから、明け方のこの冷たいビールがうまかった。面白いもので、サラリーマンを辞める寸前の頃、午前二時とか三時に覚醒してしまい、それをなんとかするためにビールなど飲んでいたときはなんともいえない不健康感や敗北感、それによくわからない精神の焦りなどが組み合わさって文字通り苦いビールなのだったが、会社から離れてしまうと、さっき書いた「逆算」の圧迫から解放されているからだろう、夜明け（もしくは超夜更け）のビールはなかなかうまいものになっていたのだった。

脳がまだ求めるから、いままで書いていた原稿の推敲を兼ねて飲みながらまたパラパラやる。気になるところを発見するとつい手をいれたくなってしまう。ビールの大瓶はそのうちカラになる。また階下までいってビールをとってきて原稿用紙に戻る。気がつくと午前四時ぐらいになっている。ちょっと様子はかわっても結局はいまだ原稿の世界にとり込まれているのだ。

ビールだけ飲んで好きな音楽でも小さい音で聞いていたらまた別の時間の過ごし方ができたのだろうに、ずるずるとぼくは仕事の尻尾をつかんで同時に時間のシッポもつかんで、非常に疲れた体ながら妙に精神だけハイな夜明けを迎えていたりするのだった。

そしてその気配を察して庭の犬たちが落ち着きをなくしている。

結局その日は犬たちにとってまことに「しあわせ」な早朝散歩ができ、いつもより早い朝食をもらい、嬉しそうである。ぼくは妻や子供らを送ることができる。ひさしぶりに温かい朝食をとり、すこし呆然とし、気がつくと居間のソファで寝てしまっている午後二時ぐらいの自分を発見するのだ。

サラリーマン時代の、毎日ストレスだらけの日々から解放された自由の日々がぼくの前にあったのだがその実態は「朝飲んだビールで午後まで寝ている」というぐうたら親父そのものの状態なのだった。

しかしこれがいろんな意味で一番効率よく時間を使える一日のサイクルであることも事実だった。だから長い時間のかかる小説や、一晩で何本もの締め切りがあるときは、こういう時間配分をとった。ちゃんと仕事をしている、とはいっても午前中に居間のソファでガーガー寝ている、というのではいささかみっともない状態ではあったが。

「これもいざとなったらひとつのやり方」というふうにぼくは考えるようにした。原稿締め切りがなかったり、翌日決まった時間にＦＭの録音仕事に出たり、出版社との打ち合わせなどがあるときはイレギュラーな時間の使いかたをしなければならない。

そのためにはまたもや逆算してちゃんと午後十一時ぐらいにはベッドに横たわっている必要があった。

夕食のときに飲んだ酒の酔いはもう切れかかっている。だからいかにお風呂に入って全身の疲れを癒したつもりでも、脳にとっては慣れない時間なのでなかなか睡眠態勢に入ってくれない。この頃からぼくは気がついていた。なんらかの「眠れるサイン」がないのにただベッドに横たわってもまず「眠る」ところまではいかない、という精神ブレーキのようなものが自分のなかにあるな、ということであった。

おそらく芯まで解放されていないのだ。頭のなかにいろんな思いや迷いがうずまいている。三十分たっても寝入る兆候がないときは「焦り」が出てくるから、もう観念して起き上がり、ウイスキーを飲む。その頃はバーボンのストレートが好きだったからそれをやる。三十分ぐらい飲んでいると、ときおり思考が鈍麻してくるのを感じる。酔いの始まりだ。ここが最初のチャンスなのだった。ここでキリよく勇気をもってウイスキーのボトルに蓋をして、部屋の電気を消す。

これでやっと眠れる。しかしかなりの確率で二〜三時間で目が醒める。トイレよりも喉の渇きによる覚醒が多かったからすぐそばに水を用意しておく。立ち上がって水を探しにいっているあいだに本格的に覚醒してしまわないように、だ。何か手のひらにためたひとしずくの水をうっかり零さないように細心の注意を払うようなこころもとなさで「眠りの芯」のようなものを温存する。うまくいけばそれを懐の奥であたため、またしばらくのうちに眠りに戻れる。

もっともこの方法が通じたのは、ぼくの不眠歴三十年のなかのほんの初期段階のまだ「いい時代」の話なのであるが……。

やがて語っていくことになると思うが、不眠に酒は相反するものだ。これはぼく自身の体験といくつもの専門書などが指摘していることだが、それはもうすこしあとの「対策編」のようなところでお話ししていくことにしよう。

## 眠りのランキング

よく、人間の平均睡眠時間は「八時間」といわれる。そう聞き、そう認識して育ってきたからさきに書いた「翌日のための逆算」もそれぐらいの時間確保が前提だった。しかしこの八時間は教科書的な大雑把なもので、時代背景や年齢、その人の立場や職業などによっていろいろであるように思う。

『日本人の生活時間・２０１０』（ＮＨＫ放送文化研究所編）によると、現代の日本人の国民全体（十歳以上）の一日平均睡眠時間は平日七時間十四分、土曜日七時間三十七分、日曜日七時間五十九分で、平日―土曜―日曜の順で長くなっている。平日の睡眠時間を男女年齢層別にわけると、男女とも十代と七十歳以上が長く、三十代～五十代で短い、という「なべ底型」になっている。平均の睡眠時間が一番少ないのが女性の四十代で六時間半を切っている。

やはり平均八時間睡眠といわれたのはむかしのコトだったようだ。これは時代の事情が背景にあるからだろう。

第一次産業の就業者が多い時代は朝の仕事が早かっただろうから当然早寝をする。電気の照明なども暗く、その器具も少なかっただろうし寝るときに読書などという習慣、ましてや遅くまでテレビを見ていることもなかっただろうから、その当時は夜の長さと睡眠時間が連動していたのではないだろうか。

この本の「睡眠～睡眠からみた生活の変化」という章では、一九六〇年から二〇一〇年までの国民全体の睡眠時間がこの五十年で一時間減少している（平日）ことを顕著な右肩さがりの表であきらかにしている。

この「よいっぱり」の原因はまさしくテレビの登場とその普及によるようだ。社会全体がどんどん朝早くから起動しているようになっているのは確かだから、この短くなりつつある睡眠時間は実感できる。

ここに面白いデータがある。

『ナショナルジオグラフィック』(二〇一一年七月号)のコラムで「動物の睡眠時間」を比べている。いずれも飼育下の監視によるデータだが、その動物本来が持っている遺伝子的習性は野生にいるときと大差ないようだ。

それによると一番睡眠時間が少ないのはウマで平均二・九時間。これは動物のなかでも賢く神経質で臆病と言われるウマの特性をよく反映している。子馬は別だが成長したウマは立って寝ている。ウマは長い足をしているから立ち上がるのに時間がかかる。なにか自分を襲うものがいたらすぐに逃げられるためのけなげな対応、対策だったのだろう。

夜の厩舎などにソッといくと寝ているウマの耳だけが音のするほうにピクッと反応しているのをよく見る。寝ながらも危険信号を常に察知しようとする神経が働いているのだろう。モンゴルの草原などにいくと馬群のなかにポツンポツンと横たわっている子馬を目にする。日当たりのいいところで気持ちよく寝てしまっているのだ。子馬のうちは危険なことの認識や経験がないからそうやっておおらかに寝ていられる。しかしたいていその寝ている子馬のそばには母馬がいるから、それに気づかず可愛いから写真を撮ろう、などと下手に接近していくと危ないことがある。

ゾウの睡眠時間はたった三時間である。ウマよりも天敵が少なく群れでいればかなりの安息環境を確保できる筈なのにこの短時間睡眠には驚く。ウマとは別の理由があるのだが、それはあとで述べる。

三番目に短時間睡眠なのはウシで四時間。これも野生時代の危機意識が継承されているものだろう。キリンの四時間半も同じ。生物学者によるとキリンの睡眠はこの短さに加えてさらに睡眠深度が浅いという。何か捕食生物に狙われて立ち上がり、走って逃げるまでの準備動作は長い首の操作のぶんだけウマよりも大変なように思うがウマよりも長く寝るのは、あとで述べるゾウの事情とどうやら同じらしい。

ヒト（人間）は八時間で五番目。これでも動物界全体からいうと短いほうなのである。

次にウサギが八・四時間。捕食生物だらけの草原などではもっとも狙われやすい存在なのにあんがいずぶといではないか。次のチンパンジーの九・七時間もなかなかナマイキだが、樹木の上で寝られるぶんだけ地上の捕食生物を気にしなくていいことが大きいのかもしれない。

キツネは九・八時間も眠る。もっと狡猾に三時間寝て十分起きてはまた三時間、などという攻守含めた監視態勢睡眠かと思ったらそんなことはなかった。

イヌは十・一時間。そんなに寝ているから超早起きになり、短時間睡眠のぼくの朝を悩ますのだ。

ネコは十二・五時間。日本のイヌはつながれていることが多いからやることがなく寝ているのかもしれないがネコはたいがい自由に動き回っている。それでもこんなに寝ているのは単純に「怠惰動物」ということなのだろうか。

ライオンはさらに怠惰に十三・五時間も寝ている。これは他の生物がわざわざ寝ているライオンを起こしにいってかみ殺されることはない、と利発に（いや本能的に）判断しているからなのだろう。ライオンのハーレムのような群れをアフリカで実際に観察したことがあるが、よく聞くように狩りをするのは数頭の雌ライオンで、雄ライオンは寝ていた。雄ライオンは雌の捕ってきた獲物を食い、眠り、何頭も近くにはべる雌ライオンのなかで発情したのをかわいがってやる、というまことに羨ましいシンプル生活をしているのだ。それでもって何の警戒もなく疲れたらサバンナの風に吹かれて居眠りをしているのである。まったくいい気なものなのである。

このコラムの中にとりあげられている生物のなかでもっとも長い時間眠っているのはトビイロホオヒゲコウモリで十九・九時間である。サカサになってよくもここまで寝ていられるものだ、と思うのだが、コラムの解説には習性として隠れた場所で眠るからだ、と書いてある。

ところでキリンとゾウの短時間睡眠だが、これは両者とも体が大きいぶん絶えずなにかを食べてエネルギーを補給していなければならず、つまりは生きるためには「寝てなんかいられない」という理由なのであった。貧乏ヒマなし。寝る間も惜しんで……など。なにか我々人間にも同じような場合がいろいろあるような気がする。

太っている人はやはり常になにか食べている風景が記憶にあるし、大きな会社に勤める人は全員が常に慌ただしく働かされているように見える。

さっきの眠りチャンピオン、小さなコウモリは、起きている短い時間のうち、とくに真夜中に出てくる昆虫を食べて、あとは何もやることはないから寝ているらしい。

こうなると生物としてゾウとコウモリどっちがいいかわからなくなるが、セコムに守られ、暖かいベッドの布団に横たわっている自分が、さしせまった用事があるわけでもないのに、空腹というわけでもないのに無意味に午前二時には起きてしまい、いたずらに狼狽している、ということの日々は「生物として」とても虚しく恥ずかしいことなんだな、という簡単な真実に気がつくのである。

# 4　見知らぬ女が押しかけてきた

## 秘密のお守り

モノカキになって数年すると夜中に原稿を書いて明けがた近く疲労のカタマリとなってぶったおれて眠る、という日々になってきた。作家としてはまだ新米だが、さまざま伝え聞くこの業界のナラワシとして、作家とはそういうものだ、ということを聞いていたから、それでいいのだ、と考えていた。

深夜に原稿仕事をするメリットは、

①あたりが静かである。とくに当時は昼間、ほぼ一日中チリガミ交換がいろいろやってきて、なかには常軌を逸したような巨大音量の奴もいた。ときどき「うるせ

ー」などとぼくが怒鳴り、喧嘩になったりした。夜中にはそれがこない（今はチリガミ交換にかわってご存じ、ご家庭内でご不要になりましたテレビ、冷蔵庫……云々――がひっきりなしにやってくるが）。

②電話などによる外部からの思考の分断がない（ぼくは仕事用の電話線を引き抜いていたが）。

③夜が更けるにつれてなんとなく精神が高揚してきて、いいものが書けているような気がする（単なる錯覚にすぎないが）。

④夜食がうまい。

⑤犬とともに不寝番のドロボーよけになる。

うーん。もう少し利点があったような気がしたが、こうして整理してみるとこんなものしか思いうかばない。なーんだ、という気持ちだ。

デメリットもある。

昼間寝ていると起きるのは午後である。夏の季節はまだいいが、冬だと日が短いから、少し寝坊して四時ぐらいに起きると、あと一時間ほどで夕闇になってしまい、昼間がたいへん短い。その頃はそんなに感じなかったが、これは「冬季鬱病」を誘発する精神負担になる危険がある。

しかし、それでも、昼と夜をいれかえて仕事をしているその当時は、それで「不眠症」っぽいのをなんとか解決したような気になっており、その感覚的利点のほうが意味は大きかった。

そうか、だから世の中の作家はこうして夜書いているのか。そう納得したものである。でも、この特殊サイクルはそれほど長続きはしなかった。

その頃からぼくは外国への旅によく出るようになり、仕事によっては一カ月ぐらいいろんなところを移動していたりする。外国に出ても連載原稿などはついてまわるから、落ちついたところで時間を見つけて書かねばならない。けれど旅はかなり体力をつかう。とくにその頃の旅は、まだぼくも若かったので、ときに相当な体力と度胸を必要とする場合があり、その日の寝場所にいくと疲れ切っている。なんとかノルマの原稿をこなし、その土地の酒を飲むと気絶するように寝てしまうことが多かった。

しかし、こういうリズムの日々を過ごしているとおよそ不眠症などとは無関係となり、原稿仕事の進みは遅いが精神衛生的にはたいへんよかった。自分に「不眠症」のポテンシャルがある、なんてすっかり忘れてしまっている感じだ。

だからぼくにとっては外国への長旅は非常に有用だった。ずっと一年中旅をしていたら「寝られないんです」なんてなさけないコトなど口走る人生にはならなかった筈だ。

でも、ジプシーじゃないんだから実人生は一生旅をしているわけにはいかず、一カ月（長くて二カ月）ぐらいで帰ってくる。

そうなると、旅で作られていた「夜ちゃんと寝て昼激しく動きまわる」という本来のリズムがたちまち壊れてしまい、またもや夜遅くまで原稿を書き、いいかげん疲れてから「明日のために寝よう」とする。でもアタマがコーフンしていてなかなか寝入ることができない。結局朝までもうひと勝負。もとのもくあみだ。

こういうとき、完全な書斎派作家だったら旅よりも自分の執筆リズムを守るのだろうが、ぼくの場合はその長い旅がそのまま次に書く本の取材になっていたりするからこれはジレンマだった。そしてこういう状態のときに帰国して一～二泊ぐらいの短い旅をすると悲惨だった。

枕が変わると寝られないの——などとほざいていたらぶん殴られてしまいそうだが、国内の旅は昼の行動範囲も疲労度も外国でのそれとはずいぶん違うからなのだろう。

夜中の二時とか三時頃に目を覚ましてしまうのだ。本を読んだりして対策するが、真夜中にはなかなか集中して本を読む気にはならないものだ。そこで知らない旅館やホテルの一室で悶々とするのである。基本的に何もない宿の、無目的な覚醒は辛いものであった。

そういう「恐怖」（大袈裟に聞こえるだろうが、精神的にはまさに恐怖なのである）を乗り越えるためにこれは「睡眠薬」がなんとしても必要だ、と考えるようになった。

かつて思い込みだけで重病人になり、妻に騙されて（本当は助けられて）初めて精神科の診察をうけ、そのおりに貰った「睡眠薬」の半カケラによって、無抵抗に近い恰好でアレヨアレヨという間に寝入ってしまったあの甘美な記憶が忘れられない。

その頃は「睡眠薬は怖い」という認識があったから「思い込み病気」から回復したあとはそのクスリを忘れていたが、いまこそ、こういう深夜の孤独を回避するために「秘密のお守り」として常に何錠か持っていたい、と思うようになった。そして前と同じ病院の同じ医師の診察をうけた。

「今は、状況、症状によって安全な薬がいろいろできているんですよ。酒を沢山飲んで寝ようとするよりも、睡眠薬のほうが安全と考えていいのです」

医師はそういって二種類の薬を出してくれた。デパスとユーロジンである。いつも身につけているこの薬の存在感は大きかった。

「いざとなれば」という安心感である。

それからの数年間、それなりの起伏はあったが、なんとか騙し騙し、あぶなっかしい夜を乗り越えてきた。

## 黎明の襲撃者

ところがたいへん迷惑な事件が起きた。

その人のプライバシーに関することでもあるので慎重に書くが、今から三十年前のことであるし、思えばその迷惑な人によって、ぼくはヘンな表現だが「本格的な不眠症」になってしまったのだから、悲しみと怒りをこめてここに述懐していいように思う。

最初は「夢」のなかだった。なにかの建造物を破壊しているような暗くていまいましい騒音の連続だった。タンタンタンタンタンタタンタンタン。そういう音に強引に起こされた。

家の玄関のほうでその音はしているようだった。まだ黎明、といっていいような時間である。ぼくは三階からほぼ走るようにして玄関に急いだ。二階の寝室から妻が不安そうな顔を出している。まだ幼い二人の子供もあまりのやかましさに起きてしまったようだ。

音のする玄関のむこうで、誰かが硬い木のようなもので激しく連続的にドアを叩いているようだった。

「いったい何ですか！」叫びながらドアをあけた。

外に女が立っていた。どこかで見た顔だった。二十代ぐらいで白い顔をしていた。裸足であり、両手に自分のハイヒールをもっていた。そのハイヒールの踵のところで玄関のドアを叩き続けていたようだ。

そのハイヒールを持つ手も足も泥だらけだった。

「いったい何事！」

呆れと怒りのぼくの前で女はいくらか笑っていた。絶対に普通の神経の人ではないと瞬間的にわかったが、とにかく明け方である。間もなく寝巻から部屋着に着替えた妻と相談して、とにかく足や手を洗ってもらい、家の中に入れた。新聞配達にきた青年が「おはようございます」と挨拶しつつ興味津々な顔で玄関の中をのぞいていた。すっかり起きてしまい階下にやってきた子供たちが涙の顔になっていた。今のけたたましい騒音がよほど怖かったのだろう。

女にはとりあえず客間の椅子に座ってもらい、ぼくと妻が話を聞いた。

「いったい何事なのか」と。

女はいくらか静かになっていたが、明るいところで見ると目がつり上がり、どこか圧倒的に緊迫した表情だった。その頃、ぼくがときおりやるようになった新刊のサイン会などで何度か見かけた顔だということに気がついた。

やがて女はいきなり喋り始めた。

「ファイルを返してほしいんです」

言っている意味がのっけからわからなかった。

「ファイル？」

「何のファイルです？」

女は頷く。

「とぼけないで下さい！」

女はそこでいきなりカナキリ声で叫んだ。リビングのほうで二人の幼い子供がいきなり泣きだした。子供心にも異常事態を認識していたのだろう。小さな子にとって夜明けに騒音とともにやってきた闖入者は恐ろしいワケノワカラナイものの筈だ。

## 謎のファイル

もっともそれはぼくも同じだった。妻は子供たちの面倒を見にいき、その当時健在だった祖母も起きてきて子供らの世話をかわった。

ぼくはこの闖入者がなにものなのか、妻にも一緒に話を聞いてもらいたい、と思っていた。なにか非常に危険な気がしたからだ。

わけのわからないことでいきなり暴れ出すような危険だ。

「ファイルはわたしの大事なものなのです。必要なんです。だから返して下さい」

女はさらに言った。相変わらずなんのことかわからない。

妻がお茶をいれて持ってきた。

「ありがとうございます」

女はそこだけ正常に対応した。その動作や表情だけ見ていれば、何かのセールスで品物を説明しにきたＯＬといっても通用しそうだった。

「でもおかしいんですよね」

女はふいに笑いながら言った。

「わたし私鉄の始発でやってきたんですけれど、駅の人も乗客も、みんな〝見張り〟なんです。わたしにはそれはとうにわかっていたんですが、みんな私が気がついていないと思って演技しているんです。だからわたしは笑ってしまったんです。わかりきっているのに、みんな演技が下手だから……」

ぼくも妻も返答のしようがなく黙ってそれを聞いていた。

ぼくはそれを聞きながら、この娘をこれからどのように穏便にこの家からお引き取り願えるだろうか、ということに思いを巡らせていた。すでにあきらかにマトモではない、ということがわかっている。

返答のしようがない「ファイル」のことは触れないようにしてもっと話を聞き、その娘の自宅に連絡をとる方法を考えていた。それには彼女の自宅の電話番号を聞かねばならない。そしてその前にその娘の名前だ。

彼女はしかし私鉄の駅からここまでやってくるあいだにどのくらいの〝見張り〟や〝監視人〟がいろんな場所に隠れて自分を見張っていたか、ということをなおも話し続けた。

「おかしいですよね。こっちにはみんなわかってしまっているのに」

そういってクスクス笑った。そうしているとただの普通の娘さんにしか見えないのだが、そう見えるのは常に瞬間だけだった。

そのあとどのような説得をしたのかくわしくは忘れてしまったがとにかく「ファイル」がカギのようだったので「ファイル」のことは否定せず、彼女の連絡先を知るための会話に全力をあげていくことにした。

子供たちの朝食などの世話をするために席を外していた妻が目立たないように何かの紙片をぼくのそばに置きにきた。祖母の字で「警察」とだけ書かれていた。

ぼくもそれをチラチラ考えていたが、それでは本質的な解決にはならないような気がした。もとよりぼくの応対だけでなにか本質的なものが劇的に解決するとはとても思えない。それから三十分ぐらい〝互いに〟わけのわからない会話を続けた。その会話のなかでなんとかして電話番号を聞き、先方の親と連絡をとりたいと考えていたが、彼女はなかなか手ごわかった。

しかたがないので禁句にしていた「ファイル」の話を持ち出し、嘘をついた。

ファイルはたしかに持っているが、いまここにはない。預けてあるところからあなたの自宅に速達で送るから、どこに送ったらいいか教えてほしい。

そういうチャチな嘘だ。

「それでは他人に見られるから駄目です」

やはり手ごわい相手だった。

## 砕けるガラス

この日は結局三時間ぐらい不毛で苛だたしいだけの会話をした。論旨がどんどんズレていき、なぜかやがて「ファイル」のことはたいして重要なものではなくなり、結果的に何がなんだかわけのわからない話になって、やがていくらか精神の落ちついた彼女はおとなしく家を出ていった。相手側の連絡先はとうとうわからなかった。

世間にはあのような行動をする人がいる、ということを聞いていたから「いらぬ」学習をした。収穫としての体験になったのか、そうではないのかよくわからなかった。

本当の「恐怖の体験」はそれからだったからだ。いつものように夜更けまで原稿を書いていたぼくはその夜、外の様子が少しおかしいことに気がついた。庭のフェンスのなかに放し飼いにしている二匹の犬があちこち動き回っている気配がする。

ときおり遠くの犬の吠え声とか夜間ヘリコプターの音などに反応し、かれらが落ちつかずにざわついた動きをしていることがあったが、その夜はそういうものとものちがっていた。しかし吠えるわけでもない。

しばらくほうっておいたが、その落ち着きのない動きがずっと続いているので、気になってベランダに出た。ぼくの部屋は三階だからずいぶん高さのあるベランダだったが、その真下に人間の顔があった。犬たちを囲むフェンスの端にちょうど人間が一人しゃがめるような空間がある。そいつはそこにしゃがんでいたのだ。街灯の光が庭木の隙間から差し込んでいる位置だ。

そいつはベランダに出てきたぼくの気配で顔をあげたところのようだった。

この前の女だった。白い顔だった。

恐ろしい風景だったが、そのときのぼくはそれよりも怒りが大きかった。何が目的で、何のために、このような意味もない不気味で人騒がせな真似をするのだ。

そういう怒りが噴出していた。

二匹の犬が、ぼくが出てきたので散歩にいけると思ったのか、前よりもはっきり興奮してざわついている。それにしても役たたずの二匹である。どうしてこの不気味な侵入者に吠え声ひとつあげなかったのだ。

以前、二匹の犬を庭に放してあるからセコムなどよりよほど防犯に役立つ筈だ、などと言ったのを撤回するしかないようだ。それとも雄の二匹である。若い女にはヘロヘロになってしまうバカ犬だったのか。あるいは、あの女がフェンスの中に犬の好きな食べ物でもあげて手なずけていたのか。

そのようなことはあとになって考えたことだった。その日は躊躇せずに警察に電話した。午前二時に庭の一部に入り込んでいる知らない女なのだ。気持ちの悪さといったらなかった。

警察には深夜なのでサイレンは鳴らさずにきてほしい、と頼んだ。そしてパトカーがやってきてからぼくは外にでた。女はそのあいだも身動きせずにいた。

やってきた警官にわけを話した。警官は最初は何がおきてるのかすぐには理解できないようで「双方の話しあいで解決できないんですか」などと言っている。

「そうではなく、この人は知り合いでもなんでもない、どこの誰かも知らない人なのです」ぼくは説明した。警官の言う「あなたも一緒に警察署に」という要請も拒否した。

ぼくはもうこの娘といっさいかかわりあいになりたくなかったのだ。警官は一応納得し、状況によっては明日、警察の調書に協力願うかもしれません、といってその娘をパトカーに乗せていった。娘はうつむいていた。思えばこの娘も気の毒だなあ、と思った。早く両親がこの娘をひきとり、その病気の治療に本腰をいれてほしい、と思った。

警察からはその後なんの連絡もなかった。

そしていまいましいことにこの「一件」が、つまりぼくに本格的な「不眠症」を植え付けていったのだった。

夜更けに原稿仕事をしていても、庭で二匹のバカ犬がいつもとちょっと違うような音をさせたり落ちつかなくなっていたりすると「ギョッ」とした。あのベランダ下の白い顔がトラウマになっているのは明白だった。やっと眠り込んだ明けがたにどこかでカン高い音がするとそのままギョッとして完全覚醒だ。

知らない女に、目的不明のまま、さしたる解決法もみつからないままにまとわりつかれる、というストレスは本当に陰湿で重い。

ぼくは男だから、暴力的な危害の恐怖はないが、これが逆の立場だったら——異常なる暴力的な男につきまとわれる若い女性の恐怖はいかばかりか、最近の殺人までつきすすんでしまうストーカー事件などのニュースを知るにつけ、周囲や警察などはもっと本気で助けてあげないと、とつくづく思う。

ぼくにつきまとっていた娘はその後、深夜に自宅にやってくる、ということはなくなったが、なにかのシンポジウムがあってその打ち合わせ会場に現れたことがあった。やっかいごとをおこすかもしれないからと、ぼくは出席者と控室に入り、中からカギをかけて貰った。その小部屋は二面がガラス張りだった。

打ち合わせをはじめて十分ぐらいした頃、もの凄い音がした。それもまた映画みたいに唐突に虚をついたバイオレンスだった。

そのガラスの部屋の巨大な一枚ガラスが割られたのだ。そのむこうに大きな消火器をぶら下げた彼女が立っていた。

これは「事件」になり、弁護士が介入し、そこではじめて両親のもとにもどされたようであった。間違いなく彼女は何か精神疾患を負っていたのだろう。気の毒である。早くちゃんとした治療を受けていたら、と思う。

結局あの夜のフェンスの横の白い顔が、その後のぼくを本格的に苦しめる蓄積ストレスの頂点にたった。

不眠症や鬱を誘発するストレスは、人生のなかにいくらでもある。どんな人にも、基本的にはぼくと同じような「思いがけない」外側からの攻撃によって、精神のバランスをめちゃくちゃにされてしまう危険が存在する。ひとつだけよかったのは数年後、この問題の女性が入院治療してだいぶ回復しているとの話を聞いたことだった。

# 5　なぜ眠る必要があるのだろうか

## 混沌の夜

それまでじわじわとぼくの仕事や、日々の生活周辺を包囲するように忍びよってきていたストレスのカケラたちは、気がつかないうちに停滞蓄積しており、じっくりとぼくの精神のどこかしらを侵食していたようだ。

多少眠くてもまともに朝起きて仕事にむかうサラリーマンだった頃が懐かしくシアワセだった、と思うようになっていた。

効率がいい、という理由だけで夜中からずっと原稿を書き、朝方寝て夕方に起き、気分としては晩ごはんが朝飯、というような日があったり、ひとつの仕事が片づいたのだけれど眠れないのでそのままずっと何もしないで翌日も起きていたり、というふうにぼくの一日の時間配分は気がつくと目茶苦茶になっていた。

編集者などと会っていろいろ仕事の調整や打ち合わせなどをするのは気分転換になり、夜のほうが双方便利だったりするから、居酒屋などで会って帰宅し、ベッドの上に半分よりかかって週刊誌などをパラパラやっていると、酒の酔いがそうさせるのだろう。いつのまにか寝入ってしまっているという状況などはまさに「至福」の状態だった。なんの不安や苦もなく深い睡眠を得られたような気になり、実に嬉しく大きな得をしたような気分になる。

それでもふいに目が覚める。真夜中なのは確かだが時計を見ないと何時なのかわからない、というのは、普通の正しい生活をしている人にとってはなにかしら困るものだろうけれど、ぼくはそんなときが無性に嬉しかったりする。喉が渇いていたり、小便に行きたかったりして起きてしまうのだろうが、三階の仕事部屋から二階のトイレに行くまでのあいだに部屋の壁時計を眺め、例えば午前二時であることを知る。

またもや中途半端な時間だ。

そういうときフト例の真夜中の訪問者のことを思いだし「もしや今夜また来ているのではないか」などということをどうしても頭に浮かべてしまい、しかるべき窓から外をついついのぞいてしまう、というようなヒッチコックのサスペンス映画ばりの「こわいもの見たさ」の癖みたいなものがついてしまった。

そのとき思ったのは、その異常かつやたらに攻撃的な娘とぼくがなにかタダナラヌ関係であったら、これはもっと破壊的に怖い存在になっていただろうな、という想像するだけでも恐怖的な展開だった。それこそ小説や映画によくあるような、結果的にぼくがその恐怖の訪問者を殺してしまう、というような事態も、普通の生活のほんのつい隣側にあるのだな、ということを実感した。

まあ、とりあえず本日は異常なし、を確認してベッドに戻るのだが、腹だたしいのは、その数分間でかなり本格的に覚醒しちまっている、ということだった。

少し前だったら諦めてそのまま起きてしまい、原稿仕事に入ったりしていたのだが「もうすこし正しい生活サイクルをめざそう」と思うようになっていたので、超深夜の原稿仕事はせずに再びベッドにもぐり込んで眠りの続きに入ろうと努力する。

しかし、そうなってくるとなかなかさっきまでのここちのいい眠りの隙間を見つけることができなくなっている。

これは、だいぶあとになって知ることになるのだが、酒を飲んで寝入ってしまう睡眠は、すぐにまとまった深いノンレム睡眠に入ってしまうので、覚醒しやすいレム睡眠に入ったときに、喉の渇きや排泄欲求のために起きると、体の睡眠欲のほうはもうそれであらかた満足してしまって、そうやすやすとさっきまでのここちのいいノンレム睡眠のサイクルにぼくの脳を戻そうとしないらしいのだ。

「酒の眠りはうたかたで、酒はむしろ覚醒作用をする」ということをぼくはだいぶあとになって体と脳で理解していくのだが、まだこの頃はわかっていない。

さっき冷蔵庫で飲んだ水のかわりにビールを飲んでおけばよかったなあ、などということに思いが至り、本当にビールをひっぱりだしてくることもあった。そのあいだにもどんどん朝になっていくのだから、精神的な「不健康感」は加速する一方だ。

翌日に何か外出しなければならないような予定があったりすると、そこに焦りがくる。早く眠らねば。

そこで使いだしたのが睡眠薬だった。当時は弱くて僅かな量でしかなかったが、初心者ゆえにこれがじつに頼もしく効いてくれる。

しだいに超早朝の覚醒もこれさえあれば怖くない、と思うようになっていった。

ただ、当時は睡眠薬に慣れていないから、超早朝に薬を飲んでやや遅い朝に普通に起きると、薬効で体全体を弛緩させたものがまだ十分残っているから、体の全体にだるい浮揚感のようなもの（これがときに気持ちよく、ときにその反対となる）がある。しかしなんというノーテンキ。ぼくはそのヘンテコな気持ちをけっこう楽しんでいたりした。

けれど、睡眠薬は、やはり本来寝ようとする夜に服用すべきもので、ぼくのようなケースはたいへん危険である。それは、ほんの半年後に衝撃的な事件としてぼくの知るところとなった。

## 上の空

その頃ぼくは「私小説」というものを書きはじめたばかりだった。ぼくのまわりをウロチョロしている六～七歳だった長男が毎日なにかとワンパク少年そのものの事件を起こしてくれるので、横着な新米作家はその出来事をそのまま書いていればよかった。小説などというにはおこがましい単なる小さな家庭内およびご近所関連の「事件簿」を雑誌に連載しているうちに出版社がそれを単行本にしてくれることになった。それは『岳物語』というタイトルで、その後ぼくの創作活動のひとつの起爆点になっていくものだった。

当時、単行本制作工程にかかわる、その時代だからこその「手書き原稿をタイプ記号化する」独特の仕事があった。ぼくのその本を担当してくれていたのはある家庭の主婦でそのご主人は編集の仕事をしている。夫婦双方文学青年であり文学少女のようで、かれらはぼくの書いているその本の感想などをわりあい頻繁に手紙に書いて送ってくれるので、いわゆるむかしの文通仲間のようにしだいに親しくなっていった。

そのご主人がかなりひどい不眠症で、それが故のとてつもなく不幸な事故にみまわれたのである。

闘病記の最初の一冊の『上《うわ》の空《そら》』（藤川景＝三五館）に、そもそもの発端が書いてある。以下本文のまま。

「私は一九八七年六月二十六日に不眠と抑鬱を治療するため、都内の某神経科医院に入院し、その日から〝持続睡眠療法〟を受け、これは要するに患者に大量の睡眠薬や精神安定剤を与え、患者の脳を三週間ぐらい睡眠状態もしくは睡眠に近い状態に置くという治療法なのだが、十七日めの七月十二日夜、朦朧とした状態の中でベランダから転落し、二つの病院を回されたのち日医大に行きついたのだった」

藤川さんは首の骨を折っていた。とりかえしのつかない頸髄損傷。要するに首から下の身体機能のすべてを奪われていた。しかも回復する見込みはなし。その著書の帯には「せめて右腕一本の自由が欲しい。でも青空の下を自由に歩ければ、もう何もいらない」という悲痛な叫びのような文章がある。

リハビリ方針が落ちついた頃にお見舞いに行ったが、結局寝たきりのままで本当に何もできなかった。見る、聞く、話す、という知覚表現と対応がやっとで、状況は厳しかった。

藤川さんは長身の編集者だった。子育てのさなかでありながら、自分の顔のそばに飛んでくる蚊一匹を追い払うこともできない赤ちゃんよりも力のない体になってしまったのだった。

けれど藤川さんは心の強い努力家だった。やがて口に筆をくわえてモノを書く練習をはじめた。ぼくは藤川さんに、訓練してこの体験を本に書いたらどうですか、と言って出版社を紹介した。口に筆をくわえて六年かけて書いた本『上の空』がそれであった。その一冊にはやはり筆を口にくわえてフルエルような文字でぼくの名前を書いてくれたサイン本をプレゼントしてくれた。

彼はやがて『五秒間ほどの青空』という続編を書いている。つくづく精神力の強い人であり、いまも健在である。最近はレーザー光線によるパソコンの操作でかなり長い文章を短時間で書くようになっている。

けれど、ふりかえってみればその厳しすぎる不自由のもともとは不眠症であった。

そして前述したように、ぼくもその後さらに確実に本格的な不眠症になっていくのだが、藤川さんの本から読み取れるサゼッションから、不眠症は無理に治そうとしなくてもいいのではないか、そいつと適当に折り合いをつけてつきあっていく方法もあるのではないか——ということを学んだ。その意見の背後には無理やり治そうとしてもそう簡単に治るものでもない、というヒラキナオリ的なものも感じた。過大な代償を払って得た御本人の意見であるからそれは重く伝わってくる。

## なぜ眠る必要があるのか

ところで、こんな場面でいきなりの話だが、人間にとっての睡眠の意味とはいったいなんなのだろう。

そもそもなんのためにヒトをはじめとした殆どの生物は睡眠をとるのだろうか。このことについて直接的な学習をした記憶はないが、なんとはなしの見当はついているような気がする。しかし確かめたわけではない。そこで「睡眠」について書いてある沢山の本を読むことにした。

『スリープ・ウォッチャー』（W・C・デメント／大熊輝雄訳＝みすず書房）は、冒頭に「広く普及した定型化した考え方によると」として、次のように書いている。

「眠りに入ることは自動車を車庫にいれエンジンを止めることを意味している。そこでは興味のあることは何も起こってはいない。故障が起こる可能性もないし、どうやって目を覚まさせないようにするか以外には研究に値することは何もない」

これはまったく間違えている、と著者は怒っている。真実は逆であると。

肝臓や膵臓や肺が停止しないように脳は眠っても活動している。いや眠っているほうがはるかに活発に活動しており、その活動範囲は覚醒しているときよりも広く大きいほどである。だからこのように考えてほしい、と著者は言う。

「睡眠のさいには覚醒時の意識が一時的に終わり、もう一種類の意識がそれを引き継ぐという見方である。（中略）夜寝床に横になるときに、自分は活動を停止するのではなく、睡眠の王国へと離陸するのだと感じるようになることである」

ぼくは当初、睡眠の一番大きな効用は、昼の生活で疲弊した脳細胞や筋肉などを休ませることだろう、と単純に考えていたのだが『ヒトはなぜ人生の3分の1も眠るのか？』（W・C・デメント／藤井留美訳＝講談社）を読むと否定される。

「眠るのは身体、とくに筋肉を休ませるためだという考えはいまも根強い。しかしこの説を裏づけるたしかな証拠はどこにもない。休息を必要とせず、ずっと動き続ける筋肉もある。たとえば心臓や横隔膜は、数時間ごとに休みを取ったりしない。眠っているときの脳も、活動が鈍っているだけで完全に停止しているわけではないし、レム睡眠のときはむしろ活発に機能している。つまり私たちは、身体を休めるために眠っているのではないのだ。では私たちは何のために眠るのか？　眠りは私たちに何をしているのか？」

この著者は人間がモノを食べたり飲んだりしているのは生命維持のためだが、一日のほぼ三分の一を眠っているのも生命維持のためなのだろうか？　と問うている。

『ヒトはなぜ眠るのか』（井上昌次郎＝講談社学術文庫）を読むと、睡眠は本能行為のひとつである、とこたえている。食欲、性欲などと同じようなもので、それぞれに「快感」が伴う。

「眠るとき感じる快感は、睡眠という〝命がけ〟の行為をあえて遂行したことに対する生物学的な、つまり原始的な報酬です。摂食や生殖と同様に、睡眠もまた生命を維持し、ひいては種族を維持するために必須の重要な機能として、生体にプログラムされているのです」

このなかで述べている〝睡眠が命がけ〟という表現について別の章に説明がある。

「もともと、睡眠は適応のための技術です。さまざまな身体内部および外部の環境条件に合わせて、脳をうまく休息させ、よりよく活動させるための柔軟な生存戦略です。(中略)しかも、眠ることは筋肉を弛ませる、意識レベルを下げる、栄養補給を断つなどの危険を伴う〝命がけ〟の行為です。それだけに、睡眠中の安全が確保できる条件を整えてからでないと、眠るわけにいかないというのが生き物の鉄則です」

第三章で書いた「動物の睡眠時間」の話を思いだしていただきたい。ぼくはその資料を見ながらつくづく動物は正直だなあ、という軽い笑いと大きな羨望をもったのを思いだす。

自然界で弱い生物(たとえばウマ)の睡眠時間はたった二時間五十四分だが、ライオンは十三時間半も寝ている。しかも(たぶん)基本的に場所を選ばずだ。襲われるかもしれない、というストレスがないだけでこんなに惰眠を継続できるのに、きちんとセキュリティ付きのカギのかかる家と頑丈な部屋の中の、しかも乾燥して柔らかくここちのいいベッドに横たわりながら「不眠症だ。寝られない」などと騒いでいる自分が恥ずかしくなった。

## さまざまな眠りかた

前に、旅に出ると規則的な時間の使いかたになっていくので体の調子がいい、というぼくの体験話に少し触れた。その時は「旅」とだけ書いたが実際には野外を行くスタイルのものがとくに効果的だった。流行りのコトバでいえば「アウトドア」の旅であればあるほどぼくは生き生きとしていった。体と心の活気が漲るような状態になっていく。

アウトドアの旅が好きなのは、若い頃からのことで、海、島、山、川、平原と場所はさまざま。期間もほんの一泊から一～二カ月までといろいろである。そういう旅が好きな「理由」というものはとくになく、突き詰めていけば「趣味」の範疇に入るのだろう。「好きだから」というやつだ。

そういう旅のどういうところが好きなのか、とさらに追究されると（よくインタビューなどで聞かれるのだ）吹いてくる風がいい、とか夜の焚き火とそれを仲間で囲んで飲むビールやウイスキーがべらぼうにうまい、その解放感がたまらない、などとほざいていたが、最近になって、そんなキザな理由よりももっと本心で好きな理由があったのに気がついた。「そういう旅では実によく眠れるのだ」

眠れる理由はいろいろあるように思う。

移動していく旅が殆どだからまず疲れている。登山やカヌーの川下りなどになると、テントを設営した段階でめしも食わずに寝袋にもぐりこみたいほどになる。翌日は距離をかせぐために早起きし、朝食の準備をし、また疲れ切るまでの移動になる。その旅が長くなると疲労が蓄積してきて、すべての支度をすませ、寝袋の中にもぐりこむときの気分は無上の喜びとなる。

旅先の夜、テントの薄い布が知らない土地に対する僅かな防御というのは場所によってははなはだ頼りない状況となるのだが、大地の上にもっとも接近していることと、一人だけの小さな空間が不思議な安心感をもたらせてくれたりする。

そして睡眠が三大欲望のひとつである、というさっきの本の内容に体と精神が真剣に対応しているのを感じるのだ。

稀に雨や風にやられて一カ所での停滞を余儀なくされることもあるが、狭いテントの中で風雨を凌ぐというのもなかなか心地のいいもので、蓄積疲労を回復するために、いつもより長い時間寝ていられるヨロコビといったらほかに較べるものがなかったりする。『睡眠文化を学ぶ人のために』（高田公理、堀忠雄、重田眞義編＝世界思想社）を読むと、これまで思ってもみなかった、けれど考えればあたりまえのことが次々に提示されていて、おのれの思考の貧弱さを思い知ることになる。

地球に生きるヒトは、その土地の自然や環境条件によって睡眠条件がまるで違っているのだ。睡眠に大きな影響を与える「日照時間」ひとつとっても赤道周辺に住む人々と北極圏に生きる人々とは全然違ってくる。同様に「生活するのに快適な自然環境」というものも極端に異なる。風の強さや雨の多寡、湿気など、このファクターは同じ緯度であっても全部異なってくる筈である。

同書には、ヒトの始源の時期の眠りはそれぞれが住んでいる自然環境と歴史的経緯を経てそれぞれ異なっていた、という指摘とその例が様々に示されている。

たとえば「狩猟のために移動を頻繁におこなうイヌイットの場合は、寝具は毛皮のみであり、これにくるまって眠ることになる。狩猟採集民であるオーストラリアのアボリジニでは、片手で槍を突き立てて片足で立って寝ている姿が報告されている。これは通常の寝方というよりは、見張りなどをしながらの寝方である。通常は、浅い穴を掘り、その中で横向きになり、ひざを折り曲げて丸くなって寝る。（中略）アフリカの狩猟採集民も、やはり地面の上に直接寝る場合が多い。コイ（ホッテントット）は地面に穴を掘って羊の皮を敷き、羊の皮をかぶって寝る」

定住民族の場合は、寒さや雨や湿気、外敵を防ぐために様々な工夫をこらし、屋根がつくられたりベッドの基本形ができたりハンモックが考案されていった。

旅を続けていると、まさにそうした土地の条件や自然環境などによる圧倒的な違いに直面し、旅をする者もそれに否応なく対応していくことになる。考えてみるとぼくが旅に夢中になっていった魅力の原動力は、そうしたことの数々を身をもって体験できる「発見や驚愕」だったのだ。

この本のなかに書いてあるほんのちょっとした逸話。イスラム教徒の学生に、夜、寝るとき枕元に何を置くか聞いたら即座に「コーラン」という答えがかえってきた。日本の学生に同じことを聞いたら「携帯電話」だという。どちらも「安心して眠れるから」という理由である。

世界の若者に同じ質問をしたらどういうバラエティになるのか興味深い。そしてこういう事柄が新しい「睡眠文化」を分析するヒントになっていくのかもしれない。

次章では、ぼくが体験したそういう「異次元感覚」の国々の「眠りかた」と、そこでのここちよかったり、そうでもなかったりした数々の睡眠の実際を書いて、すこし息抜きをしたい。

## 6　こころやすらかに寝られる場所は

### 離陸時催眠効果

旅客機に乗ってもすぐに離陸するわけではない。自分の席に落ちついてからさらにいろんな出発前の準備があって、けっこう十分前後は待たされる。国際線になるとそれがもっと長いような気がする。まだ本など読む気にもならないからたいていぼんやりしていることが多いけれど、離陸する頃にぼくはたいてい眠ってしまっている。

気がつくと客室乗務員が何か持ってきているので目が覚め、ああいつのまにか飛び立っていたのかーとわかることが圧倒的に多い。

不眠の話をずっと書いているのだから読者はわかってくれると思うが、この知らず知らずのうちに眠ってしまっている、という状態こそ「至福」である。

サービスなので仕方ないのだろうが、そういう至福のまどろみをやさしく起こしてくれる客室乗務員のドリンクサービスなどがかえっていまいましい。本気でサービスを考えてくれるならそのままにしておいていただきたかった。甘いジュースなどそもそもいらないのよねオレ。

国際線ならまだわかるが、これが飛び立って四十五分ぐらいで目的地についてしまうような国内線の場合、ますます「あのまま着陸まで寝かせておいてほしかった」という思いが高まり、内心イカる。

しかし、それにしても、なぜ飛行機で飛び立つときに眠くなるのだろうか。何か理由がある筈だ。座席がきまっているから座ったら無闇にそこらを歩きまわる必要がなく（そもそも歩いてはダメで）じっとしているしかない、というのが「眠くなる条件」のひとつであったとしたら新幹線のグリーン車や指定席などでもそうならないとおかしい。しかし両者ではだいぶ状態がちがう。

気圧がなにか関係しているのかもしれない、とあるとき考えた。飛行機は離陸すると密閉状態になり、飛行機内と外の気圧に差が出る。それにエンジンからの一定の振動や機体が空気を切り裂いていく振動もなにかヒトの眠りを誘発する要因になっているのかもしれない。

この「飛行機離陸状態になれる装置」みたいなもの。たとえば温泉宿なんかにある自動マッサージ機のようなスタイルのものなんかがあったら不眠に悩むヒトにとってたいへんありがたいのではないか。もっとも、すべてのヒトが飛行機の離陸時に眠くなるかどうかわからないから、そういう装置があってもぼくだけ喜んでいるのかもしれない。だったら商品にはなりませんな。しかし、ぼくはどうして確実に眠くなるのだろうか。理屈はわからないが確実に効果があるのだからそういう装置を個人用に作りたいくらいだ。それには何をどうすればいいかわからないが、ある程度のカネをかければ飛行機の気密状態や振動状態のダミーは家庭の寝室でも再現できるかもしれない。

この状態の特徴を整理すると、

①自分をほうっておいてくれる。
②外界からの刺激がない。
③持続する音や振動がある。
④とりあえず安全（ただし注釈あり。飛行機の場合は不意の乱気流、最悪は墜落のリスク

がある。家庭の場合はドロボーや火災など）。
⑤前方にむかってある程度の後方傾斜角度のついた座席と進行感覚。
⑥もしかすると自分を固定するセーフティベルトが神経のどこかを安定させるネムネム刺激のようなものをひそかに与えてくれているのかもしれない。
⑦隣席が他人の場合、とりあえず群衆の中の個人である。

よくよく考えると、これにかなり近似しているのが非常にみぢかな、電車の中の居眠りである。電車のなかで居眠りしているのは日本人だけ、とよく言われるが、とりあえず日本の場合は居眠りしてでもまだ治安上問題なし、ということのほうが多いし、同じような状態になっている人がまわりに沢山いる、というのも〝寝られるなにか〟の条件にかなっているのかもしれない。

## 種族としての安眠

野生動物の集団睡眠がこれに近いような気がする。

動物行動学の名著『かくれた次元』（エドワード・ホール／日高敏隆、佐藤信行訳＝みすず書房）では動物のさまざまな生態を理由ごとに整理分析している。たとえば、同じ種類の動物が「接触」することによって安定し、数百匹がカタマリ状になって集団睡眠しているセイウチの群れなどについて言及している。社会性、という集団生活を基本にしている人間も、みんなと同じ状態になっていたら警戒心がなくなり、たやすく睡眠状態に入れる動物なのかもしれない、とこの本を読んで思った。

だいぶレベルは違うが、ぼくの友人に仲間が麻雀をやっている部屋でその雀牌がジャラジャラいっている音を聞いていると無上のシアワセ感のうちによく眠れる、というのがいる。

そういえばぼくはむかしから数人の仲間とかなりいろんなフィールドを旅してきたが、大きなテントのなかで、数人の仲間が何ゴトかを次々に喋っているのを聞いているうちになんだか気持ちが安心してぐっすり寝入ってしまう、ということがよくあった。セイウチのように集団での「接触」こそないが、寝袋に入って狭いところでぎゅうぎゅうになっている様子はセイウチとさして変わらないかもしれない。同じ種族の生物が同一行動をしていて、自分もそのうちの一人、ということはたしかに精神的になにかの安心感につながっているような気がする。

　ぼくは今でも「雑魚釣り隊」という釣りを目的にして全国（外国も含めて）あちこちテントをかついでいく旅をしている。十五人ほどのオヤジ集団で主としていろんな海岸に行き、焚き火をおこし、釣ってきた魚などを素材に自分たちでめしをつくり、サケを飲んではシアワセな気持ちになっている。名称こそいろいろ変わっていったが、そういう集団のリーダーを三十年ぐらい続けている。

　そういう旅が好きなのはやはり「安眠」が関係しているのかもしれない、と最近気がついた。同じことを目的として行動している「種族」の中にいる精神的な安堵だ。テントを張り、焚き火をやるのはたいてい海べりだから、常に波の音のなかだ。風の日はテントやタープ（天蓋）が風にはためく音がやすらかな眠りに誘惑的である。いまはむかしと違ってアパート的な集団テントではなく、贅沢な一戸建てといっていい個人テントだ。布一枚のテントでも外界と遮断された、一人用の小さな閉鎖空間は、飛行機の「集団のなかの一人」の心理に似ているのかもしれない。

　海岸にはまだ起きている連中がいる。焚き火のまわりで何か喋っている。内容はわからないが、絶えず笑い声がまじり、楽しい話題が続いているらしいとわかる。そういうのを聞きながらヘッドランプのあかりで文庫本などを読み、自然の眠りに入っていく。

これもまたかけがえのない「至福」である。

ここちのいい眠りには、環境が大きく関係しているようだ、ということをぼくはこうした体験から体と脳で知ってきた。

自宅の寝室で理由のわからない不眠に悩むようになったとき、この自分の寝室環境の何が安眠を妨げているのだろうか、と考えたことがある。

波や風の音、焚き火の薪がはぜる音や遠い仲間の笑い声——当然、そういうものが不足している。しかし、寝室のベッドはテントの下の砂浜よりは乾燥してやわらかく、雨が降ってきたときなどは面倒の差が断然違う。テント泊のときに激しい雨が降り、トイレにいきたくなったときは最悪である。

自宅の寝室では不意の電話や、パトカーや消防車のけたたましいサイレンの音などの邪魔者があるが、それらはまあ一過性のものだ。

キャンプ地では夜更けに近所のチンピラガキが爆竹を破裂させたり、不良外人がカーステレオの音楽を夜中まで鳴らしていたりマリファナを吸っていたりで喧嘩になりそうなことがあった。自宅ではそんな侵害はないから価値の違うプラスマイナスがありそうだ。

## 寝ながら溺れるような気分

外国の長旅をいろいろした。

国によって状況はいろいろだ。先進国のホテルに泊まっているかぎりは日本とそう変わらないから、何ごともないことが多い。

土地柄の悪いところでは夜中にいきなり部屋をノックされることがある。何ごとか、と思ってドアをあけるとたいてい売春婦やポンビキの迷惑売り込みだったり、むかしは麻薬らしきものを売りにくるホテルに泊まってしまったこともあった。たいていホテルとグルになっていたりするから、そういうところに泊まった自分がいけないのだ。

ひっきりなしに間違い電話がかかってきたのはロシアのあるホテルだった。これはホテルの電話設備や管理システムの問題だろうと思う。わけのわからない出来事（ポルターガイストなど）の巻き添えをくったこともあるが、これは別の本にくわしく書いたのでここでは項目だけにする。

結果的に言えることはあまりよく知らない国の都市部のホテルに泊まるのは予期できないリスクがあるから、熟睡してしまうのはかえって危険だ。ホテルのマスターキイが盗まれていてもホテルが対応しておらず（鍵を付け替えていない）他人が入りほうだいだったりする場合もあり、日本の清潔で安全なホテルを基準と思ったらとんでもなかったりする。むしろ世界のなかでは日本のホテルは異常なくらいにキチンとして安全であるように思う。

それでも環境の差は仕方がない。ホテル当事者もなかなかそれがわからなかったりする。たとえば湿度だ。ベトナムのチャウドックという街に泊まったときは雨期のはじまりだった。そのため街全体が湿気で重くなっているかんじだった。しかも気がおかしくなるくらい蒸し暑い。ホテルの部屋にはもの凄い音をたてる室内据え置き型のクーラーがあった。稼働すると全体が横揺れするように動き、脱穀機のような音をたてる。

ベッドの上に読みさしの本を置き、すぐに街に出た。なによりも冷たいビールが飲みたかったからだ。

街も全体が濡れているようだった。住んでいる人は慣れているのだろうが、二時間ほどの食事の外出から帰ってくると積み重なった疲労感が自分でわかるようだった。

部屋に入ったとき、脱穀機のようなクーラーが全身を揺すってまた稼働しはじめたところだった。ベッドの上の本を見て違和感を覚えた。誰かここに入ったのだろうか。でもトランクは施錠したままだったし、被害はとくにない筈だった。ちょっとした違和感はすぐにわかった。ベッドの上に置いておいた本を誰か開いて見ていたような跡を感じたのだった。でもその本を手にとってみるとそんなレベルのことではないと理解した。湿気がものすごく、本の各ページが水を吸って全体を膨らませていたのだった。綴じてあるほうはかわらないが全体が膨らんでしまったので、大袈裟にいえば扇を開いたようなかんじになっていた。

部屋の空気に水分の粒子が濃密に融解し浮遊しているようなかんじだ。クーラーの下のボックスから水が漏れている。下のほうに水受けバケットのようなものがあり、それが満杯になっていた。空気中からの水分を吸収して空気を冷やすクーラーのようだが、もしかすると水分を空気中からとりだす「水製作装置」だったのかもしれない、と思うくらいのたっぷりした水の量であった。

洗面所にかかっているタオルもびっしょりで、これでは濡れた体を拭くこともできない。いやはやこんなに湿気に満ちた街と部屋にいるのははじめてだった。

当然ながらその日は疲れているわりにはあまりよく寝られなかった。パジャマがわりのTシャツは十分間で汗と湿気まみれとなり、取り替えなければならない。そんなことをしていたら着替えがすぐになくなってしまう。いろいろ考えて半分濡れているような バスタオルをまとってベッドの上に横たわっていたが、気分としては水中で眠るような かんじだった。あれでは体力が弱り、暑いのに風邪をひいてしまう。

## 実用的なアマゾンのハンモック

同じ湿気でも、部屋がきちんと密閉されているかいないかでまたずいぶん感覚は違う。今度はアマゾンのホテルだ。

部屋全体がＤＤＴの臭いで充満していた。まあそれで何かを察知しないといけなかったのだが、夜中に全身の痒みで目がさめた。明かりをつけると部屋の隅から刺しアリが行列を作ってわがベッドまであがってきてふくらはぎにたかっているのだった。

アマゾンのホテルはどこもベッドの頭のほうと足のほうの壁に頑丈なフックが打ちつけてある。最初はなんのためなのかよくわからなかったが、翌日それは奥アマゾンに住む人々がみんな使っているハンモックをかけるフックであることを知った。

次の日のために早速ハンモックを買いに行った。ハンモックも強烈にＤＤＴ臭い。けれどベッドの上にそのハンモックをかけるともう刺しアリの攻撃はなかった。

アマゾンのハンモックは大きく、寝るところはタタミ一畳分ぐらいの大きさがある。もちろん頭と足のほうをフックにかけると全体は細長くなってしまうが、その上に体をのしあげて寝るときに体をナナメにするのがコツだった。そうするとハンモックは平らになり安定して寝られる。

よくリゾートホテルの庭などにあるようないかにも快適そうなハンモックは実際には寝ると体が「く」の字になって長時間になると腰が痛くなってとてもヒルネなんかできない。あれはあくまでもリゾート庭園のディスプレイのひとつで実用にはならない。そういうことは現地にいかないとなかなかわからないものだ。

それから船で奥アマゾンに入っていったが川の上の小屋などで寝るとやはり湿気がすごい。しかも寝る場所によっては隙間だらけで、ときには毒蛇などが入りこんでくるというからハンモックは命綱とも言える安眠寝具なのだった。天井に金網が張ってあったが、蛇はときに上から攻撃してくることもあるからその防護という話だった。ハンモックから降りて靴を履くときは、いったんサカサにしてよく振らないと中になにが潜んでいるかわからない。頭の上に蚊よけのために顔だけかける蚊帳のようなものがあったが、気休めのようにしか思えなかった。

## 蚊めしとオアシスの風

外国でのキャンプ泊はホテルなどの手頃な宿泊施設がないので仕方なくテントを張る、というケースが多いから何がおきるかわからない。

カナダの北極圏に夏行ったときはツンドラの中を流れている川を北上し、野生のカリブーを捕獲する旅だった。ある狩猟ファミリーについていく。その旅は蚊がすごいと聞いてある程度覚悟していったが、レベルが日本のそれとはちがっていた。

ツンドラの上の氷が融けてそこから常に蚊が孵化しているわけだから蚊の煙幕攻撃だ。日本から持っていったテントが唯一の避難所になった。入り口のところに網があるからそれを開閉して出入りする。入っていくときにどんなにすばやくやっても最低百匹は自分と一緒に蚊が侵入する。また網を完全に密閉し、結果的にテントの中に「いけどり」にした蚊をまず殺す。蚊を叩く両手が血で真っ赤になる。短時間のうちに電光石火のハヤワザでぼくを襲った蚊だからそれはみんなぼくの血なのだ。

蚊は人間の吐く息、炭酸ガスに集まってくる。テント地からそれが漏れるのだろう。わがテントのまわりにびっしり蚊がとりついているのが広い濃淡の「影」としてわかる。

夏は夜のない白夜の日々だから始末が悪い。当然サケなしである。さっきモーレツに短時間でかきこんだ飯はイヌイットが釣った一メートル級のトラウトを切り身にして入れたパン粥だったが、その粥のまわりにも濃い影をつくっている蚊どもが飛び交い、そのうちの百匹ぐらいは粥の中におちてピクピクやっていた。そのあいだにもむきだしになった顔や首は蚊に刺されまくりだが手で取り除いているような余裕はないからとにかく蚊と一緒に食ってしまう。この年、ぼくはひと夏で二千匹ぐらいの蚊を食ったと思う。蚊は刺されるのと違い食ってしまうと人体に何の被害もない（おそらく）ことを知った。

面白いことに、この蚊に包囲されたテントでは思いのほかよく眠れた。そこまでくるのにそうとう疲れていた、ということもあるのだろうが、人間はあまりにも環境の異常なところでは精神が驚嘆し、ついで諦めてしまってあとは現実逃避、自己逃避の延長で「寝るしかない」と思うのかもしれない。

若い頃、街の喧嘩でちょっと相手に怪我をさせてしまったので逮捕、留置されたことがあった。小さな房には先住の自動車泥棒と詐欺師がいたが、ここでも三日間けっこうよく眠れてしまった。本来は拘束されていたり、閉じ込められてしまった場合、不安が先にたってなかなか寝られないのではないかと思っていたが、そうでもないのである。

逆に「これは最高のところで眠れるのだろうな」と思ったところがあるが、結果的にそうではなかったりする。

タクラマカン砂漠を横断して楼蘭というシルクロードの要衝に行く砂漠の探検隊に加わったときに、途中でミーランというオアシスに泊まった。砂漠で出会うオアシスは本当に美しい。ずっと茶色い生物のすべて絶えた場所を全身埃まみれになって進み、ある日はじめてオアシスを見たとき、砂漠を旅する人がなぜあれほどオアシスに憧れるのか、ということの簡単な理由を知った。

まず第一に美しいのである。西域のオアシスにはポプラの木がひときわあざやかだ。背の高いポプラが茶色い砂漠の海のなかに緑の孤島のようにはかなく美しく輝いている。林立しているポプラの高い梢が風で揺れている。風に揺れる木によって砂漠にこんなに「いい風」が流れていたのだ、ということを知るのである。

それまでもずっと砂漠の風にむかって進んできた。砂漠の風は茶色の砂を巻き上げ、それにやられると全身も体の内側も砂だらけになる。茶色い風は「いやな風」なのだ。オアシスには「緑の風」があった。それは人間が正しくここちよく呼吸できる空気を動かす風なのである。

そうして、オアシスにおける最初の夜を迎えた。それまでのテント生活における、やはり砂だらけの、吹きつける暴力的な風のなかの乾ききった不毛の夜よりはずっと人間的な静かで優しい夜を迎えられるだろうと期待した。

ところが、夜更けていくとオアシスの夜というのは実にうるさい、ということを知った。せまい緑地帯にかたまって生活しているオアシスに生きる人々の飼っている家畜が、夜になるとようやく自分たちの時間がきたぞ、とばかり鳴きだす。あっちこっちで牛だの馬だのロバだのが唸ったり鼻を鳴らしたり、わけのわからない雄叫びのようなものをあげたり。

その合間にもいたるところにいる犬がひっきりなしに吠えまくる。鶏がまけじとハタ迷惑な夜更けのトキの声をあげる。

ぼくのあてがわれた簡易宿舎の隣はロバ小屋だった。ロバというのは見たかんじ非常におとなしそうに見えるが、そのおとなしい昼間のうっぷんをはらすかのように唸ったりオナラをしたり嚙みあったりしてうるさいのなんの。そうかオアシスというのは人間だけのものではなかったのだなあ、ということに気がついたのはもう午前二時ぐらいの真夜中であった。

旅は人間がやすらかに寝られる場所をそのつど探す、ということの連続である。しかしこころからの「安眠」を約束してくれる場所は簡単には「どこ」と言えないのである。

# 7　睡眠薬は脳に何をしているのか

## 夜更けのコーフン

いつの頃から睡眠薬のお世話になるようになったのだろうか。はっきり思いだせないくらいだからもうだいぶ長い。

覚えているのは一番最初に、「ユーロジン」の半錠を飲んで、それが生まれて初めての睡眠薬だったことだ。飲んだら本当にあっけなくコロリと寝てしまい、充分の「熟睡感」を得て目覚めた。口のなかがいくらか苦かった。

その話はこの本の最初のところで、勝手に腎臓病と思いこんでどんどん入院したくなり、妻に騙されて（結果的には救われて）都内の病院に行って診てもらったときにさかのぼる。その折りの精神科の医師（中沢正夫先生）とは長いつきあいになり、いまは公私ともに恩師である。

その医師に処方された「半錠」が、このありがたくも厄介な、ネムリグスリとの出会いであった。

現在ぼくはほぼ毎日のようになんらかの睡眠薬を飲んでいる。ざっと二十年だろうか。薬に対する知識や、自分の体の反応もよくわかってきているので、そのときによって効用が異なる薬を使いわけて飲んでいる。同じ薬だと体に耐性のようなものができるようで、効き目が薄れてくるのがわかる。といって量を増やすのはよくない、ということもわかっているので、同じ系列（ベンゾジアゼピン系）の薬の種類をときおり変えて処方してもらっている。

そういうふうに落ちつくまでずいぶん時間がかかった。一時は薬よりも寝る前にかなりサケを飲み、酔った力で寝てしまう、ということをしていたが、サケはかえって脳を覚醒させ、夜中にかなりの確率で起きてしまい、そのあとなかなか寝られない、ということに気がつき、サケよりも薬をうまく使ったほうが安全である、ということもわかってきた。

しかし、中沢医師としっかり話をすると、ぼくの不眠症などは、専門家からいえばまったくどうってことのないもので、本当の不眠症とは言えない、などといくらか冷静な診断がかえってくる。それでも、今のようにある程度キチンと自覚して薬を使っているのはそれはそれで有効なことなのです、と医師は謎のようなことを言う。

なぜかぼくみたいに開けっ広げに言わない人が多いが、モノカキは不眠症が多く、かなりの作家が睡眠薬を使って眠っている、と聞く。それはわかるのだ。ぼくのような粗製濫造作家でさえ、夜中に原稿を書きおわると、たいした原稿でもないのに精神とか頭のどこかがコーフンしていて、体は疲れているのに簡単には寝つけない、ということがよくあるからだ。モノを書く職業にはそういうコトがつきものなのだろう、と割り切って睡眠薬を利用するようにしている。

ところでぼくの主治医は沢山の患者を診ている。精神科の医師というのは患者がその先生でなければ、と頼りきるケースが多い。難しい精神病などの場合、医師の対応次第で死活問題にもなるから、医師そのものもストレスにやられ睡眠薬を使っている。もちろん不眠症の患者もたくさん診ていて、社会的にかなり責任のある重要な仕事をしている人に、もっと厳しい不眠症の人が沢山いるという。

本格的な不眠症（たとえば睡眠薬などではもう効かない）状態になってしまうと、一時的に入院治療をうけて精密な医師の診断が必要という。しかし、そういう状態になった編集者の藤川景さんがある病院に治療のため入院し、薬の大量投与をうけて朦朧としたまま入院先のベランダから落ちて頸髄損傷、首から下の不随というとんでもない重傷を負った経緯を、以前に書いた。

そういう話をいろいろ聞くと、本格的な不眠症になってしまった人のリスクは高く、治療も難しいらしいとわかる。

そういう意味ではぼくは主治医が言うように「軽度のあまったれ不眠症」にすぎないのだろうが、かといって睡眠薬を常に持っていないと旅のときなど強い不安感を抱くもとになり、薬を忘れてきてしまった、と気がついたときなどその焦りかたは自分でも驚くくらいだ。

## 悲しい青い空

ストレス社会の現代、日本人は五人に一人が不眠症という(アメリカでは三人に一人という)。そのなかにはおそらく日常的にストレスの嵐にさらされているサラリーマンの占める率が圧倒的に多いのだろうと見当がつく。

サラリーマン向けの週刊誌『週刊東洋経済』二〇一二年六月十六日号は「人ごとではないうつ・不眠―予防・治療法＆つき合い方」が一冊のほぼ半分ぐらいのページを使った特集。『週刊ダイヤモンド』二〇一二年七月二十八日号は「不眠・不安・疲労」「全対策・職場と家庭のうつ」を、やはり相当のボリュームで特集している。『週刊東洋経済』二〇〇九年八月一日号は表紙に巨大な文字で「睡眠力」と書かれた特集を組み、「差がつく・眠れないあなたを病魔が襲う」という恐ろしい文字が並んでいる。

三つの特集で共通しているのが、不眠症の背後に、あるいはその延長線上に「うつ」が潜んでいるらしい、という怖い警告である。

「うつ」の症状にもまた軽重があるが、最悪は入院治療に行き着く経緯があり、そうなると通常のサラリーマン生活は大きく制限される。不眠症はとくに働き盛りの四十代前後に増えている、というから、社会的にも問題の根は大きい。

ぼくはサラリーマンを三十六歳でやめてモノカキの世界に入ってきたが、不眠症の発症多発年齢と一致している。ぼくの場合は会社的なストレスからは解放されたものの、職業を変えて、違う種類の大小無数のストレスにさらされた。そして、それも専門医に聞くと軽度のものであるようだったが、あるとき突然「うつ」症状を自覚した。それを逃れるために睡眠薬が必要だったのだ。

その頃ぼくはやたらに旅が多く、辺境地などにいくと旅そのものが心身ともに疲れさせるので、夜はまともに眠れたが、それとはスケールの違う、国内の短い旅などのときに突然の苦しみを体験した。

ぼくの場合は「閉所恐怖症」と「うつ」（らしきもの）が併発したのだ。都会の大きなホテルなどに泊まると窓があかないケースが多い。ぼくはこれが駄目だった。精神的に息苦しくてたまらないので、ドアをあけてなんとか息をつく。それで寝られそうになるのだが、大きなホテルは一時間おきぐらいに全フロアに巡回警備のような人がやってきて、ドアをあけたままにしてはいけない、と注意された。

「ドアをあけておかないと寝られないんです」などと警備の人に訴えても「規則ですから」などと役人のようなことを言って閉めさせられる。この繰り返しがあったとき、ぼくは自分のなかに不眠症以外にも「病んだ」部分が増えてきている、と認識した。「うつ」の入り口にちょっと入りかけていたのだろう。

だからぼくはとにかくがむしゃらに強引に眠るために、携帯している睡眠薬の量をどんどん増やしていった。それらを飲みながら「人生のトラウマ」みたいなものがぼくの頭の中で膨張し、ぼくはまた苦しんだ。睡眠薬に対して家族の歴史のなかに辛い体験と、それに伴う必要以上の抵抗感があったからだ。

ぼくたちの世代は、まだ「睡眠薬はこわいもの」という認識があり、それが逆の誘発原因になったのか、昼間何錠かの睡眠薬を飲んでいわゆる「ラリッた」状態になって喜ぶ「睡眠薬遊び」というのが不良たちのあいだで一時期流行った。昭和三十年代だろうか。その当時はそれだけ簡単に誰でも薬局で睡眠薬を買えたのである。だからなのだろう。あるとき、ぼくのすぐ上の兄が睡眠薬自殺をはかった。ぼくが中学二年か三年の頃だから兄は大学生だった。

兄はぼくと同じ部屋で寝ていたが、夜中にいきなり母親が隣室から入ってきてかなり大きな声で兄の名を呼んだ。ぼくは寝入っていて気がつかなかったが、さすが母親である。隣室に寝ていた母親は兄の異変をもっとも早く察知したのだ。ぼくが気がつくと、兄はぼくの隣の布団でもの凄いイビキをかいていた。点けられた電灯の下で、兄は口のまわりを白いあぶくでいっぱいにして、ンゴー、ンゴーという大きなイビキとともに深く深く寝入っていた。布団の下に空になった睡眠薬の瓶がころがっているのが見つかった。

夜更けだったがかかりつけの医者にきてもらい、まず胃洗浄をしてもらった。それから医師の指示で、町の大きな病院に運ばれた。

幸い、兄は命はとりとめたが、入院しているあいだに脈絡もなくおかしなことを口走るようになった。あきらかに異常な精神状態になっている。

結果的に、兄は都内の精神病院に入院した。兄がなんという睡眠薬を飲んだのかしらないのだが、あとでわかったのは、その当時からいかに大量に（大抵一瓶ぐらい飲むらしい）睡眠薬を飲んでも胃から吐き出してしまい自殺できないことは知られていたようだ。兄の自殺未遂の動機はどうやら失恋のようであったから彼は一途でピュアな精神をしていたのだ。

いまでも覚えているが、母と何度か病院に見舞いに行った。ある時面会室で待っていると兄は前よりも太って、だいぶ健康そうな顔で現れた。ぼくはホッとした。持っていった兄の好きな「里見まんじゅう」を嬉しそうに食べ、病院での生活を話してくれた。以前のように常に頬をふくらませて楽しげに笑う喋りかただった。

「電気ショックだけが嫌だけれど、めしはうまいし、毎日それなりに楽しいよ」

と、兄は笑いながら言った。それからしばらくしてぼくと母は帰ることになったが、病院の庭まで送ってくれながら兄は笑顔で言った。

「ここの病院はとてもいいんだ。一日入院すると三百円貰えるようになっているんだよ。だから母さん経済的にはなにも心配はないよ」

中学生のぼくからみると兄の顔は見上げる位置にある。そのむこうによく晴れた青空が見えた。兄の顔はその下で沢山の汗をかいていた。さして暑い日でもなかったから、そのアンバランスな光景はいまも目にやきついている。

（なんだ、兄はまだちっとも治ってなんていないじゃないか）

そのとき呆然とするような落胆の気持ちでぼくは青空の中の汗だらけの兄の顔を見つめていた。青空は楽しいだけじゃない。むしろ悲しい青空もあるんだ、とそのときぼくは思った。

その兄は一年半の入院でほぼ全快し、その後ささやかながらも平和でやさしい家族をつくり、人生を全う、数年前に他界したが、この一件でぼくの記憶に鮮明に残ったのは「悲しい青空」と睡眠薬というもののヘンテコなつながりだった。

脳を守る脳

そんな経緯があったから、睡眠薬を使う、というのは精神のどこかに抵抗があったが、なりゆきというのは仕方がない。

うまくそういう化学薬品に身を委ねるために、睡眠と不眠のメカニズム、そして不眠を溶解させていく睡眠薬の働き、というものを自分なりに理解しておきたい、と思い沢山の本を読んだ。約二十冊ほどだ。しかしよほどぼくの理解能力が貧弱なのか、正直な話、ぼくには結局何もわからなかった。そこでもっとも初歩的な「睡眠とは何か」ということからまず考えることにした。

ある本に書いてあったが、睡眠に対する学問、研究の歴史は意外に浅く、一九二〇年代に「脳波」が発見されてからのことらしい。そのため睡眠は脳と直接関係しているらしい、とはわかっていても、ではなぜ脳は人間の人生の三分の一もの時間、睡眠という休息をとっているのか、という脳科学の「入り口」のあたりからわからないことが多かったようだ。そこでここでは読んできたその方面の本と中沢医師から聞いた話から、ぼくが理解した（と思われる）睡眠と脳、および体についての関係をまとめてみた。にわか勉強であるからいろいろ間違っているのだろうと思うが、あれだけの関係本を読んでも、一般人としてはわかりにくい「説明」ばかりなので、ここでは乱暴と思われるくらいにわかりやすい表現をしていきたい。ぼくが理解したいことのまず最初は「なぜ人間は（生物は）眠るのか」ということであった。

その解答はたぶん、もっとも単純にいえば昼間起きていたときに使っていた脳や体を休めるためのものであるようだ。

脳については休めるだけでなく整備、修復、という重要な役目がある。

本章は前に書いたことの復習みたいな事項がやたら多くなるが、睡眠科学がまだ未熟な頃に、睡眠の意味を車庫のなかに停めてあるクルマにたとえた医学者がいた。「眠りに入ることは自動車を車庫にいれエンジンを止めることを意味している」。これについては間もなく学者間でいろんな反発があった。そんなに単純なものではない、という意見である。

今わかっているのは、睡眠中は全身のかなりの部分が休息しているが、心臓や肺や肝臓などの内臓諸器官は働いている。それらを働かせているのは脳だが、その脳もいろんな機能と役割があって、やるべきことを分担している。

ここでまことに複雑な「脳」のお勉強。

脳は大きく大脳、小脳、脳幹とに分かれ、大脳のしわしわになっている表面は大脳皮質とよばれヒトの思考を司る中枢。大脳辺縁系はヒトの本能を司っている。

脳幹はさらに間脳、中脳、橋、延髄からなっている。間脳はさらに視床と視床下部にわけられ、この視床は大脳を覚醒させる仕事がある。視床下部は内臓の働きや血圧、体温、ホルモンの分泌などの調節をしている。

非常に大雑把ないいかただけれど、人間は寝ていても「生きる」ための基本的な機能は活動している。間脳はそれらが支障なく動いているように常時管理する、車庫の中のエンジン停止したクルマの「夜間監視センター」のような役割をしているらしいのだ。

車庫の中のクルマのエンジンは全て停止しているわけではなく、わかりやすくいえば「夜間監視センター」の指令によって軽くアイドリングしている――と考えていいようだ。だからこのあたりの仕組みを説明している本では、しばしば「大脳は眠り、脳幹は大脳を眠らせる脳」という表現をしている。

これら複雑な脳全体の役割分担を見ていくと、脳のネットワークはその人間をつつがなく生かすためにいかに緻密に連携し、とにかく一番肝心な大脳を睡眠によって確実に休ませようとしているか――ということがわかってくる。

## 体内時計の一時間修正機能

ここにさらに視床下部の恒常性維持機構と体内時計の二つのシステムが睡眠全体をコントロールするために加わっている。前者はまだ眠りに入らない（入れない）人の脳をはじめとした体全体が疲弊していくのを察知し、睡眠を促すホルモンなどの物質を増やし、睡眠を誘発させる役割を果している。簡単にいえば体内にある睡眠誘発剤であり、不眠症の者にとってはもっともありがたい「おかあさん」のような機能なのだ。

もうひとつ脳の視床後部に「松果体」という内分泌器官があり、ここからはメラトニンというホルモンが分泌されている。メラトニンは太陽の光を感知した松果体から分泌され約十四〜十六時間後に睡眠を促す。つまり体内時計の協力者だ。

体内時計はよく聞く言葉だが、視床下部に沢山の神経細胞が収束した「視交叉上核」という機能があり、ここでは一日周期で睡眠と覚醒を繰り返すリズムを作っている。つまりは「内蔵自動時計」だ。

中沢医師への取材で、人間の体は一日を二十五時間として認識し、そのもとで体内時計が機能している、という話を聞いた。この程度のかなり常識的なこともぼくは今回の取材まで知らなかったのである。この二十五時間リズムは概ね一日という意味から概日（サーカディアン）リズムと呼ばれている。

人間が毎日規則正しく起きて、朝に太陽をあびることによって、二十四時間の一日に自動修正しているという。

いまぼくが理解した範囲で書いてきたことは、おそらく睡眠に支障のないヒトの基本的な体内構図となるのだろう。

毎日、さしたる問題もなしに深い睡眠に入っていけるヒトの場合はこれで問題はないのである。眠れない人々は、この脳の働きやコントロールシステムがどこかで故障している、と考えていいのだろうか。中沢医師は言う。

「日本でも第一次産業が盛んなときはヒトは昼間の労働の疲労も関係して概ね毎日決まった時間に自然に眠くなり、サーカディアンリズムによって八時間前後で自然にここちよく起床、また一日の労働に出ていったのでしょう。だからその頃にはおそらく不眠症などという言葉も概念も存在しなかったでしょう。文明が発達してくるにつれ、仕事は複雑になり、対人関係も多岐にわたる。当然ストレスも増える。夜だけ専門に働く職業も出てくる。あらゆる体内システムがイレギュラーなものに対応していかなければならない。簡単にいえば不眠症などは現代病そのものです。今でも仕事そのものが自然と関係しているような途上国の人たちには不眠症などまず起こらないでしょう」

日本人に不眠症が多いのは日本人の本質的なキマジメさも関係しているようだ。世界一正確な電車の発着時間に代表されるようにあらゆるところに妥協がない。キマジメに機能しているのは脳を中心とした体内機能ぐらいにして、南米みたいに「アスタ・マニアーナ」（「また、あした」の意）の緩い精神で毎日暮らしていけば、昼寝つきでなおかつ不眠症なんか関係ない、という生活ができるだろうに。

でも現実にもどらなければならない。

睡眠薬を必要としている約二十万人（ある統計。また、日本の一般成人における一カ月の睡眠薬処方率は三・五パーセント、三カ月処方率は四・八パーセントに至るというデータもある）のキマジメな日本人のために、睡眠薬は体のどこにどう働いて、夜が恐ろしい我々をある程度安眠の道に連れていってくれているのだろうか。読んできた本や中沢医師から取材し、なんとか理解したことをそのまま書いていく。

脳の大脳辺縁系は中間皮質、原皮質、皮質下の核など非常に多くの機能が集中している。人間のさまざまな感情の中核的な位置にあるといっていい。人生の喜びも悲しみも、このあたりの機能が司っている。だからここにはいろんな情報がいろんな刺激をともなって集中して入ってくる。悲しく苦しい情報もある。怒りに狂うような刺激もある。そういうものが休みなしに送られてくることによって、安らかな眠りが阻害される。

「このなかにある神経伝達物質をギャバ（ＧＡＢＡ）といいます。このギャバの結合部位に睡眠薬のたとえば鎮静作用がくっついていくのです。ここにはいつも塩素のイオンがあるのですが、この塩素のイオンが過分極といって壊されてしまう。頭のなかに塩素があるってちょっと怖い話でしょう」

「あの毒の塩素ですか」

「そうです。でもいま言った作用で塩素の部分が壊れてしまうと、電位がおちて静かになって、ギャバ自体がおとなしくなっちゃう。これが現在の薬学から生まれている睡眠薬です」

脳の断面図を前にした中沢医師の話は、この鈍感なぼくにもわかりやすかった。

「これを多少強引でもさらにわかりやすく図式化すると、そのあたりに取りついている外部からの神経を苛立たせている攻撃要素を睡眠薬という好戦的なやつが樹にたかる害虫をついばむようにどんどん突っついて駆逐してしまう、というふうに想像してもいいのですか」

　ぼくは強引なことを言った。

「うーん」医師は困った顔をしていた。医学の専門家にはぼくのような適当なモノカキの空想概念図はなかなか受け入れられないようだ。

「しかし」とぼくは言った。

「先進国といわれるところに暮らしている我々は、先進国の文明科学の進捗によってそういう難しい薬を開発し、我々はそれによって一夜ごとを救われていますが、進んだ科学の文明が何かを壊し、進んだ科学によってその壊されたものを修復してもらっていることになる。でもこのシステムおよびサイクルは本当の意味の精神的安泰や安心とは別のところで回転しているような気がします。本来の精神医学はこういうのを発達とはいわなかったんじゃないんですか」

「そう、自然にみんなの仕事歌なんかが出てくる途上国の農園や海岸などの風景をみるとつくづく羨ましく思うのはそういうことなんだろうと思いますね」

## 8　ポル・ポトの凶悪にすぎる拷問椅子

### 眠らせない拷問

以前、カンボジアの「トゥールスレン虐殺博物館」を全部見てあるいた。ここはポル・ポトが一方的に罪人と決めたような、多くはただの一般人を大量に収容し、かずかずの拷問にかけて結果的に殺害していった中心になる殺人収容所、S21だった。

中央広場の真ん中に高さ十メートル、直径三〜四メートルの殆どスケルトンになっている塔に人間のシャリコウベがぎっしり詰まっていた。怒りと悲しみのモニュメントだった。その背後は荒れ地になっていてあちこちに大きな穴があいている。地層のいたるところに人の着ていた服と骨らしいものが見えて、ここにはまだ発掘作業の済んでいない死体がいっぱい残っている、という説明があった。映画『キリング・フィールド』の本物の舞台になったところだ。

小学校を改造して作った収容所の一階にある拷問室の中央に鉄製のベッドがあって真ん中が人間ぐらいの大きさにへこんでおり、両手、両足をつなぐ鎖の断片がまだ残っていた。あちこちにいまだに落ちない血の跡が拷問の激しさをうかがわせた。

各部屋の壁には、ここでどういう拷問が行われたか、を説明する絵と文がそれぞれ貼られている。一人の人間にとことん水を飲ませる「水責め」の拷問用具は巨大な漏斗であった。仰向けにさせた囚人の口の中に漏斗の先端をつっこみ気を失うまで水を飲ませる、という見るからにえげつのない道具だ。

その近くの廊下の端にさして特徴のない粗末な背もたれつきの木の椅子があって、それも拷問用に使われた、と書いてある。

ちょっと見たかんじ小さな椅子でしかないので、素通りしそうになったが、案内してくれたカンボジア人が「これがもっとも確実に人を狂わせる拷問装置です」と教えてくれた。

いまはもうその拷問用の中心装置は取り外されていたので仕組みはよくわからなかったのだが、人がその椅子にすわって背もたれに縛られると、その人の頭の上にまことに簡単ながら凶悪な力をおよぼす道具がとりつけられる。

そこには水がいっぱい入っていて、一番下の小さな穴から間欠的に水滴が落ちるようになっているそうだ。拷問をかけられる人は頭を固定されているので日夜絶えることなくずっと頭の一点に水滴が落ちてくる。これをやられるとヒトは完全に寝られなくなるそうだ。一定の間隔で頭の一カ所を刺激されると人間は通常の思考ができなくなり、短時間で狂気に陥っていく。雨垂れがそのようにして一定のポイントに水滴を落としているると石でも窪みを刻んでしまうというからこの装置は見たかんじ地味ではあったが残虐さは悪魔的であった。

短い時間の説明だったのですっかりはわからなかったがこの拷問は大体三日続けると死んでいたという。その多くの死因は寝られないことと、次第に刺激的になってくる一定の水の落ちるリズムに人間の神経のどこか基本的なところが耐えられなくなってしまうからのようだった。

この収容所には通称「犬の箱」というものがあった。人間を一メートル四方もないような檻にいれておくこれも狂気に満ちた拷問装置だった。閉所恐怖症のぼくなど一時間で発狂しそうな恐ろしい箱に見えたが、気の毒な囚人たちはこういうものでは死までにはいたらなかったらしい。

檻のなかで犬のように窮屈な姿勢をとっていても疲れているから、とんでもない苦しい恰好になりながらもところどころで少しは眠れたかららしい。

「眠らせない拷問」がいちばん残酷、とはよく聞く。嘘か本当か知らないが、そのむかし世界の警察が犯人の自白を強制的にとるためにずっと寝かせない残酷な取り調べをやっていた、という話もかなり聞いた。

## 不眠と、うつと、自殺

睡眠にかかわる研究者や学者はその初期の頃「眠らないとどうなる」ということを調べるために、被験者に刺激を与えて無理やり起こしつづけ「実験成果のために眠らせない」というポル・ポトみたいなことをやっていたらしい。

人間から睡眠の機能をとってしまうことによってあらわれてくる変化を調べて、そのことから「睡眠のもたらしている機能」を研究、分析しよう、という考え方だったらしい。

眠らないでいるとどうなるか、ということは私たちの多くは感覚的に知っている。やむを得ない事情で徹夜してしまうことは大人だったら誰にも経験があるだろう。ほんのひと晩でも寝られない夜をすごすと、当然翌日は体全体に不調感がある。

注意力が散漫になり、ちょっと酒に酔ったような気持ちにもなる。冷静な判断力も落ちてきて、時間がたつにつれて居眠りをくりかえし、そのうちに眠れるのならとりあえずどんなことであろうとも寝てしまおう、という気持ちになる。拷問とか取り調べのつけいる弱り目の精神が露呈してくるのだ。

サラリーマンの読者が多い経済誌の、不眠やうつに関する特集のいくつかを前章で紹介したが、それらにも通常の会社業務をしているうちに「睡眠時間が極端に少なくなったらどうなっていくか」という各種ケースが出ている。同時にどのような立場の人がどのような状況になるとそういう苦難の事態に陥るか、ということについても分析している。

もっともリスクが多いのが、会社のなかである程度重要なポジションについている人や、組織の責任者、大きなプロジェクトに関わっているような人である、という。

夜遅くまで仕事やそれに関連するつきあいがあり、帰宅するとすぐに眠らないと明日の仕事にさしつかえる。だから早くベッドに入る。でも人間は疲れすぎていたり興奮していたり、継続した仕事に気持ちが入り込みすぎているようなとき、そうそう簡単には眠れなくなる。そこで寝酒を飲んだりして睡眠を得ようとするが、何度も述べているように酒は一時的に眠りをつくるが、早い段階に喉が渇いて水を飲みに立つとそのままもう睡眠に戻れなくなったりする。そういうような日が続くと一日ごとの睡眠不足が積み重なっていって仕事にいろんな支障やミスがおきてくる。それがさらに毎日の睡眠不足の要因になっていく。組織の仕事の足を引っ張るようになると、その仕事やポジションから外されたり、最悪は頑張りすぎての過労死だ。このパターンがいまの日本のサラリーマン社会で一番多いケースという。

『新薬と臨牀』二〇一二年六月号に日本、米国、フランスの三十歳以上の七千人を対象に調査したデータが出ている。

三カ国の平均睡眠時間は日本が六・五〇（時間）に対して米、仏はそれぞれ七・〇一、七・〇七と上回っており、「日中に眠気を感じる」という項目では日本が断然多く、米、仏とは大差がある。

あげく「集中力がない」と「気力・充実感がない」という項目では日本が断然多いという結果になる。

厚生労働省の「脳血管疾患及び虚血性心疾患等の労災補償状況」というデータがある。棒グラフになっているので正確な数字を読み取れないが、推定するところその症例に対応してもらうための請求が二〇〇七年で九百三十人ほどの数になっており、認定されたのが四百人弱、そのうち死亡した人が百四十人ぐらいになっている。以降、多少の増減はあるがそのデータでは二〇一一年現在まで同じような経緯だ。

同じ調査で「精神障害等の労災補償状況」の項目をみると、請求も認定も二〇〇七年以降増加しており二〇一一年には請求が千二百件をこえ、認定が三百人をこえている。別のデータ（厚生労働省―平成二十年患者調査）で見ると「うつ病患者」が一九九六年の四十万人を少し上回る数値から急増し、二〇〇八年には百万人を上回っている。

内閣府の「平成23年の自殺の状況」というデータでは一九九七年には二万五千人を下回っていたものが翌年から急に増えて二〇〇三年には三万五千人にせまり、以降ずっと三万人より上を推移している。

自殺の原因のトップは圧倒的に「うつの悩み・影響」である。

一年のあいだに三万人以上の人が自殺している「先進国、日本」というのはかなり異様だろう。ラテン諸国やアジアの途上国で、仕事上の精神疾患が原因で「自殺した」などというケースは、それらの国を旅して暮らしぶりや生活感などを見聞するかぎり、まずありえないような気がする。当然「うつ」の元凶のひとつになる「不眠症」などというものが存在するかどうかさえ疑わしい。何もすることがないと寝てしまう人がほとんどの国々だからだ。

## 恐怖のソファ人間

長いこと睡眠不足を続けていると体全体に弊害がおきてくる、という話が『睡眠の科学』（櫻井武＝講談社ブルーバックス）に出ている。

ワシントン大学のホルツマンらのグループによるマウスを使った最近の研究では眠りを絶つことにより、アルツハイマー病の原因であるアミロイドβというたんぱく質が、脳内の記憶をつかさどる海馬という部分に付着する、という研究を行った。アミロイドβたんぱく質は覚醒時に脳内で蓄積し、睡眠時に少なくなるという。

さらに睡眠不足は人間のメタボリックシンドローム、ひいては心血管疾患や代謝異常のリスク増に関連していることも指摘されている。

ラテンやアジア諸国では「不眠症」や「睡眠不足」という症例があまりないけれど、

日本と同じような経済も豊かで娯楽も多いアメリカも「睡眠不足や不眠症」で悩んでいる人が多く、同時にそれは「肥満症」の悩みを誘発している、というデータがある。

コロンビア大学の研究チームが三十二歳から五十九歳までの一万八千人を調査したところ、平均睡眠時間が六時間の人は、望ましい睡眠時間とされている七時間の人と比べて二三パーセントも肥満になる確率が高く、睡眠時間が五時間の人は五〇パーセント、睡眠時間が四時間の人は七三パーセントも肥満になる確率が高くなるという。さあたいへんだ。夜更かし癖の人はどんどん太っていくのだ。

睡眠時間と肥満の関係、というのがどの程度確証的なのか、この一文を読むだけではそれ以上はわからないが、アメリカはたしかに「眠らない街」「眠らない国」であるのは行くたびによくわかる。

その一方でブラジルと並んで世界有数の肥満大国だ。

『アメリカン・スーパー・ダイエット』（柳田由紀子＝文藝春秋）はアメリカの病的な、人間離れした肥満の現状を書いていて刺激的かつ示唆に満ちている。

体重二百五十キロの女性の例が出てくる。この人は、家の中でも歩き回るのが辛くなってしまい、ソファにずっと座ってテレビを見、常にいろんなものを食っていた。だから寝るのもソファに座ったままだった。そのうちに病気になってしまい、病院に行こうとしたが、体が動かない。ずっと座っていたものだからソファの繊維と体の組織が癒着してしまい、つまりは「恐怖のソファ人間」になってしまったのだ。

その本にはそこまでは書いていなかったが、おそらくその女性の座っているソファのおしりの下は穴があけてあって、家族か雇用人かなにかが定期的にオマルを取り替えていたのではないかと思う。

アメリカ人の男の最高肥満は体重五百キロだった。なんと〇・五トンの男である。この人の食事の量といったら象のようだが、生物はこのくらい大きくなってしまうと、それこそ「寝る間も惜しんで」何か食っていないと生命が維持できないらしい。したがって怪物的な大食いは「寝る間も惜しむ」その摂取のために、睡眠不足の日々になっていたのだろう。

この〇・五トン男も体の具合が悪くなり、病院に行くことになったが、すでに自分の家のドアから出られなくなっており、レスキュー隊は入り口を壊して広げ、フォークリフトにのせてその男を病院に運んだという。

アメリカ人の肥満率についてのデータはここにはないが、『ナショナルジオグラフィック』二〇一〇年五月号「眠りの神秘」という特集では、不眠に悩む人はアメリカだけで五千万〜七千五百万人もいて、人口のおよそ五分の一を占めると報告している。そのため不眠による社会的、経済的な損失ははかりしれず、アメリカの民間研究機関、医学研究所の推定では死傷者を出すような重大な交通事故の二割は居眠り運転が原因、と調査・分析している。

## 眠らない実験

不眠を語っていたら「肥満」がからまってくるとは思いもよらなかったが、このあたりの研究は「肥満対策マーケット」にむらがる膨大な業者にとってひょっとしたら新しい儲けの研究材料になるのかもしれない。

だからこの話はこのあたりでおいておき、我々は「不眠」路線に戻る。

人間はどのくらい眠らずにいられるか、ということはこれまでいろんな角度から研究され、実験されてきた。

『睡眠という摩訶不思議な世界の謎を解く』（星作男＝C&R研究所）にアメリカの有名な不眠挑戦高校生の話がくわしく出ていたので、それを引用する。

ランディ・ガードナーというアメリカの男子高校生が高校の科学賞コンテストに、不眠記録に挑戦するというテーマで参加し、一九六四年に二百六十四時間十二分という記録を樹立した。なんと十一日間である。ランディ君には友人たちの応援団がつき、デメントという医師がずっとつきそっていた（サポーターや医師は当然ときおり寝ていたのだろうが）。

その医師のノートを要約する。

・最初の一、二日間はさしたる問題はなかった。
・三日目あたりから夜間に辛そうになり、サポートの仲間たちとピンボールやバスケットボールをしたり、テレビやラジオを大音量で見たり聞いたり、仲間とドーナツを食べてドライブをしたりして睡眠の誘惑を紛らわせるようになった。
・その後、居眠りをしそうになると仲間からたちまちたたき起こされるので、苛々をつのらせるようになる。
・分析能力、知覚、熱意、運動制御、という面で変化が見えはじめる。
・とくに眠気が強いときは足し算もできなくなった。

・十日をすぎる頃になるとマスコミの注目を集めるようになり、妙に活気づく。
・精神錯乱、異常行為は見られなかった。

こうしてこの高校生はギネスブックに認定される記録を作ったのだった。限界にきて眠りに落ち、十四時間ほど寝た。起きると体調にとくに異常はなく、気分は最高だった、と本人は言っているようだ。

けれど二〇〇七年にイギリスのトニー・ライト（当時四十二歳）という男性が二百六十六時間という記録を作った。でもアメリカの高校生ガードナーの記録行為以降、ギネスブックは、人間の健康や精神異常の危険を伴うこの不眠記録の更新はおこなわず、その項目も今は削除されている。

こうして人間が眠らずにいられるのは十一日間以上、という驚くべき記録が残されたのだが、この行為にはそうとうの個人差があるものと思われる。

たいていの人は三日間寝ないでいると倒れてしまう。大量の汗が出てきて、頭が混乱し、動作はぎこちなくなり、かなりの割合で幻覚を見るようだ。

生物の不眠耐久力を調べるためにラットを使って死ぬまで寝かせない実験をした研究

者もいた。ラットは断眠実験がすすむにつれてアドレナリンに似たホルモンを大量に分泌し、異様な過活動状態になり、体内の自律神経系の機能が壊れたようで、大量に餌を食べるものの体重は減少し、皮膚をボロボロにして二週間で死んだという。

## 恐怖を抱く一族

前出の『ナショナルジオグラフィック』では、米国陸軍で近接戦闘の訓練（レベル2）を担当しているディングスという二十九歳の女性もとりあげている。近接戦闘のレベル2とは同時に二人の襲撃者を相手に闘うことができる米国陸軍でも数少ない強者だが、彼女はこれから先の人生でもっと過酷な闘いを強いられる可能性がある、という。

ディングスは「致死性家族性不眠症」の遺伝子を受け継ぐ家系の出身であるからだ。この病気は通常五十歳前後に発症する。まず昼寝ができなくなり、次いで夜の睡眠がとぎれ、やがてはまったく眠れなくなり、発症すると一年ほどで死ぬ。

この病気は、脳に関係するたんぱく粒子プリオンが視床に蓄積することによっておきることが知られている。プリオンが蓄積する理由は不明で予防の方法も、眠れなくなる症状を緩和する療法もまだわかっていない。

この稀であり、恐ろしい病気の遺伝子を受け継ぐ家系は世界で四十しかないという。その家系にあっても五十歳前に遺伝子検査をすると、この病気にかかるかどうかわかるそうだ（確率は二分の一）。ディンゲスの姉妹のキャロリン・シアーは検査を受け、その病気の遺伝子がないことを確認したが、ディンゲスはもし最悪の未来が確定されたらいまの軍隊生活を頑張れなくなるかもしれない、との理由で検査を拒否しているという。『眠れない一族』（ダニエル・T・マックス／柴田裕之訳＝紀伊國屋書店）を読むとこの病気のルーツの一端らしきものが見えてくる。世界にある四十家系のうち、この致死性不眠の遺伝の存在をもっとも早く知り、もっとも早く打ちのめされ、先の見えない闘いを少なくとも二世紀にわたって強いられてきたイタリア、ヴェネツィアのある一族の歴史がくわしく書かれている。

この遺伝性の病気はＦＦＩと呼ばれている。ＦＦＩは常染色体の優性突然変異で、それに罹る割合は三千万人に一人であるのに対し、この遺伝子を持った父親か母親の子供は五〇パーセントの確率で罹るのだ。一族の半数は五十代前後で眠れなくなる。その症状は悪辣に際立っているようで、まずある日突然異常な発汗がある。瞳孔が極端に収縮し、首から上がこわばって不自然な姿勢になり、便秘がよく見られ、女性は突然更年期に入り、男性は性的不能になる。

「血圧が上がり、脈が速まり、体が過活動状態になる」（断眠実験をされたラットのようにだ）。その後何カ月間も眠れない状態が続いていくから「患者の疲労困憊ぶりははなはだしく、想像を絶する」（同書より）

この本は非常に怖い内容に満ちている。

なぜこのような遺伝性の奇病が発症したか。すべてはプリオンを中心にしたたんぱく質の突然変異に起因していくというのだが、あたらしく発症した狂牛病の人間への伝染、という方向から新たな罹患者が巻き込まれる可能性がある（それは日本人がこの奇病に無関係ではないということでもあるらしい）。

この病気を救うための研究を進めていくと、致死性不眠症遺伝子を抱いた一族の、遠い先祖の暗部である八十万年前の「食人」嗜好の痕跡へとつながっていくのだという。

## 9　イネムリが人生で一番ここちよい

### 予期せぬ逆転敗北

この半月間というのは旅だらけで、不眠に悩んでいる者にとってこれはかなり試練の連続であった。旅はどうしても生活サイクルを不規則にさせる。寝る場所もいろいろ変わる。そのため状況によっては体全体のバランスが壊れる。長旅では健康でいることが一番重要である。そして健康維持にもっとも注意すべきは眠りである。その日、その場所によっていかにきっちり眠れるか、がぼくの場合は切実な〝勝負〟になる。

今、ぼくは自宅にいるが、旅から旅への途中であり、現在はその「睡眠計画」に失敗している。失敗してこの原稿を書いている。

思えば驚くべきことに本日は推定十時ぐらいには自然に眠っていたのだ。たぶん自分では気がつかないうちにそうとう疲れていたのだろう。しかしそのまま眠ってしまうとは思いもよらなかったので、その態勢をとっていなかった。態勢というのはやすらかな眠りの環境確保だ。夜には自室の電話線をオフにしてしまうのだが、本日（というか正確には昨夜）それをやらなかった。自然に寝入ってしまうとは思ってもいなかったからだ。旅疲れの身体を休めるためにゴロンとベッドに寝ころんで本を読んでいた。そしてそのまま寝入ってしまうという不眠者《もの》には黄金の自然睡眠に入っていたのだ。これは日中、知らぬ間に木陰の下で寝てしまっている「イネムリ」の快楽に近い。

非情なる電話がかかってきて、当然、起きてしまった。ベッドサイドの読書灯も部屋の各種電灯も「どうだ！」といわんばかりに煌々としている。でも、体は疲れているからそんなもののモノともせずに眠ってしまっていたのだ。電話さえなかったらそのまま朝まで眠っていたかもしれないのに、これは悔しい。電話は親類筋からのちょっと大事な内容だったので文句は言えなかったが、電話というのは現代のもっとも暴力的かつ強引な個人環境破壊装置だ。

短時間だったが深い眠りだったらしく、起きた瞬間、自分がどこにいるのか分からなかった。ずっと旅が続いていて、毎日のように違う環境で目を覚ましていたからだろう。

その日は長崎二泊三日の旅から帰ってきたところで、翌日は松山に行くことになっている。朝六時三十分にはタクシーで家を出なければならない。そのため十時にはベッドに入っていたのだ。目覚まし時計（用心のため三つ）を五時にしてある。このスケジュールは変えられないから改めて眠るためには睡眠薬が必要だ。

残りの睡眠可能時間を計算し、適正時間にあう薬の配分はもう経験でわかっている。

けれど「敗北感」というものがある。

①予期せぬ自然の眠り
②それによる準備の放置
③予期せぬ電話
④貴重なる自然睡眠の壊滅

通常の睡眠生活をおくっている人にとっては信じられないだろうが、ぼくのように年季の入ったベテランの不眠者には、たった「眠りからさまされただけ」のことにも、このような痛恨の失敗要因が並んでいるのだ。

小さな旅だったが、旅というのは常に心身ともになんらかの疲労をもたらす。今夜はそれが気持ちよく作用し、知らぬ間に寝入っていたのだ。失敗はしたがただひとつだけ「よかった」と思えるのはちゃんと目覚まし時計を掛けていたことだった。

家人（ツマのことね）は長旅に出ていて家にはいない。目覚まし時計を掛けずにあのまま深く深く寝入ってしまって六時半をとうに過ぎても眠り続けてしまう、というもっと最悪の状態だって考えられた。げんにそういうことが過去に数度あった！

そう考えればいくらか気持ちも収まるものだ。

松山での用事は、市が主宰している地方文学賞があり、その選考委員会に出るためで、全体をとりもっている広告代理店はぼくに前日入りをしきりに要求していた。かれらは常に自分らのことしか考えない。

ぼくは反抗した。だってその前日まで長崎にいるのだ。長崎から松山に直行するセンもあるが、地方から地方への移動というのは案外難しく、あまり意味のない待ち時間とか、迂回経路などが発生する。だから東京にいったん帰ることに固執した。長崎はアウトドア系の旅であり、松山は市長やマスコミなどと接する旅だから面倒な「服装」の調節なども必要である。

ニガい朝

長崎では市内で一泊、諫早で一泊。どちらも仕事ではなくまあ軽い「旅らしい旅」だった。両日ともに知り合いとうまい酒をのみ、倒れるようにして寝た。

でも諫早では草野球仲間と、ホテルのぼくの部屋で「日本シリーズ」の楽天が勝った最終戦をみんなでワアワアいって飲んで見ていた。その日は日頃の酒飲み釣り仲間と会っていたからなんだか嬉しく、午後三時ぐらいからしこたま飲んでいたので、やつらが自室に戻ったあと、ぼくは酔っており、風呂にはいってやすらかに寝た。しあわせな眠りだった。でも沢山飲んだ酒による眠りは必ず午前二時前後に目を覚ます。喉が渇いてくるからだ。

大勢で飲んでいたから冷蔵庫にビールはまだいっぱいあるものの、冷たい水はまったくなかった。日本は水道の水をそのまま飲める世界でも珍しい恵まれた国だが、酔い覚めには贅沢にも冷たい水がほしい。

まだ寝巻ではなかったので、小銭を持ってホテルを徘徊し、自動販売機を見つけた。やれうれしや。

酔い覚めの冷たい水の、このうまさよ。

甘露、甘露。

「酔い覚めの　水飲みたさに　酒を飲み」

部屋に戻ると、深夜の徘徊が影響したらしく体も気持ちの芯のほうまでも眠気は醒めてしまっていた。

寝入るときは気がつかなかったが、その部屋の正面遠くにかなり高いビルがあって、その壁面に縦にライトが点いている。推測するに一階ごとに点いているようだ。これが非常に明るすぎ、寝ようとするぼくの顔の正面にそれが並んでいる。

日本は世界でも稀なくらい夜の照明がたくさんあり、都市部などは無意味にいっぱい明るすぎるライトがつけられている。部屋の正面に見えるその典型的な明るすぎる照明の連続など、夜の暗さを「文化の価値」のひとつにしているヨーロッパなどでは周辺に住む人々からたちまち訴訟ものだろう。

わが部屋のカーテンは気取ったレース状でそれを閉めても光量は半分ぐらいにしかならない。横を向いたり目をつぶったりすれば避けられるが、それ以前に、いまの自動販売機探しの徘徊と、キツケ薬みたいな冷たい水のイッキ飲みで、精神のかなりの部分が覚醒してしまっている。

時計を見ると午前三時にあとちょっとだ。その日は長崎から東京に戻るので飛行機の関係で七時にはホテルを出なければならない。

再度の眠りに入るためには睡眠薬を飲まねばならないようだ。しかし、クスリを飲むかどうか迷う。

こういうとき、自宅ならば、ぼくは「エイヤッ」と力のない気合いとともに起きてしまい、原稿を書くことにしている。そう、ちょうど今のようにだ。

けれど、原稿用紙でモノを書かなくなり（ワープロである）、旅の移動の途中や宿で紙に原稿を書く、ということはできなくなってしまった。パソコンはやらないので、そういう道具はない。つまり、旅先で寝られなくなっても、十五年ぐらい前のように原稿を書いて紛らわせる、ということができなくなっている。それが一日前の夜のことだった。

結果的には睡眠薬を飲んで寝た。口のなかの独特のニガみで朝を迎える。

## 皮肉な組み合わせ

そうしてその翌日、つまり今だ。

電話で強引に起こされ、絶望的になっているまさしく今だ。そして自宅だから眠るのをあきらめ、いま現在ワープロでこの原稿を書いている。

午前三時だ。

旅が続いていてそのため締め切りがいっぱいたまっている。追いかけてくる原稿締め切りがぼくの睡眠バランスを崩してくれるところがかなりあるが、本日は沢山ある連載原稿のなかで一番切迫している「睡眠と不眠」に関するこの原稿を書いて、眠れなくなってしまった時間を「埋め」ているのだ。偶然とはいえこの組み合わせ、何か悪質な人生の冗談のような気もする。

もっともこういう弊害が出てくるのは長いあいだで慣れっこにもなっており、まあしょうがないなあ、と達観しているようなところもある。

それにしてもほんの五日ほど前までいっていたバリ島での一週間は、どうしてそれほど「睡眠問題」に焦らずに過ごせたのだろうか。あの一週間が一カ月になり、一年になれば、ぼくの抱えているこんな問題は雲散する。バリ島の日々を日本にもってくればいいのだ。

## しあわせなカエルのホテル

ぼくの泊まっていたホテルはクタ周辺にあった。バリ島では繁華街だ。でもバリ島の多くのホテルはコテージ式になっていて、広大な敷地に各部屋は複雑な配列で点在している。通路の周辺には沢山の熱帯性の樹木がはえ繁り、なかなか気のきいた照度の低い道案内を兼ねたライトが足元だけを照らすようにうまいぐあいに並んでいる。コテージはたくさんあり、自分の部屋をいっぺんでは覚えられないくらいだ。げんにぼくは酔って部屋に戻るときなど何度も道に迷い、タヌキかなにかに騙されたように同じところをグルグル回っているようなことがあった。

そういえばそこはカエルを象徴にするホテルのようで、辻々に高さ一メートルぐらいのとぼけた顔をしたデカガエルが立っている。口から黒い舌をだしているようなカエルがいてよく見たらそれはゴミ箱になっていて、頭を後ろに反らすと口があいてそこにゴミを入れられるようになっているのだった。そいつはいましがた食ったばかりなのか黒いゴミ袋の端を口からはみ出させていたのだ。黒い舌なめずりをしているようでそれもまたオソロシ楽しい。

夜のホテル敷地内にはどこか遠くで複数の猿が静かに咆哮しているようだ。「静かに咆哮」とは矛盾するようだが、アマゾンの夜などもそうだった。

バリ島には「ケチャ」という有名な野外集団舞踏劇がある。これは猿のタタカイを描いているので、この猿らしい静かな咆哮はホテルの巧みな「音楽ではない音楽的BGM」のようである。

以前泊まったバリ島の別のホテルではガムラン（様々な打楽器を使った演奏と舞踏）の、軽い音だけを静かにBGMとして流していてそれも夜などなかなかここちよかった。

この静かな野生の夜の演出が人間の精神にいいようだった。部屋の中も暗く、冷蔵庫などの電源も抜かれていて、必要ない人にはあの電気のオン、オフ音がない。

ベッドに横たわる（たいてい毎晩酔っていた）と、あの猿らしき咆哮がさっきよりもずっと遠のいているが、でも遠く静かに聞こえる。

ぼくはここにいるあいだ毎晩、眠るためのクスリなど飲まずにごく普通に柔らかい眠りに入っていた。

よく眠れたのは、それなりの取材仕事があったので毎日あちこち動き回っていたし、昼は白砂の広がる海浜レストランで、波の音を聞き太陽の光を浴びながら冷たいビールとともに簡単な昼飯を摂っていたからだろう。太陽の光は睡眠物質であるメラトニンを脳内につくる。

いろんな意味で、ここちのいい疲労と睡眠を得られる日々だったのだ。

そういえば、バリ島の繁華街は夜も眠らないようだった。バリの人々は道路ぞいの「涼み台」のようなところに座ったり転がったりしてマッサージやもっとディープな夜の遊びの客寄せをしているようだったが、みんなのんびり、平和そうだった。

昼も夜も同じようなものだった。

沖縄の「ゆんたく」を思いだした。

暑い日中、沖縄の人は「涼み台」に集まっていろんな世間話をしている。のんびり体を休め、他愛のない話をしてゆったりしているのだ。熱帯に特有の「精神を緩やかにさせる」装置だ。

こういう風土に生きる人々に「不眠症」などというけったいな症状はないのだろうな、ということは見ているだけでわかる。

ぼくはかなり世界各地の田舎を旅しているが、途上国には「不眠症」など存在していないのだろうなあ、というのを体験的に知っている。村人が暇そうにして涼み台の上に集まってぼんやり話をしている風景はまことに羨ましい。

## イネムリ大国

この対極の風景が、日本にある。

電車のなかだ。ぼくは通勤はしていないので時々しか電車に乗らないが、珍しさも手伝って常に強く感じるのは「異様な風景」だ。

多くの人がケータイのメールやスマホをやっている。それだけでも充分日本的な異常風景なのだが、外国人などに指摘されるのは座席に座っている人の殆どが寝ていることである。横一線に並んでどの人もみんな寝ている。「イネムリ」というやつだ。電車の振動に合わせてみんな同じように体を揺らし、ここちよさそうだ。

この風景は世界中でもかなり特殊だ。中には眠りにまで入らないがじっと目をつむって「タヌキ寝入り」をしている人もいるようだ。席を譲ってやるべき老齢の人が前にやってきても気がつかないふりをするための防護策であるのかもしれない。その人も長距離通勤で毎日疲れている。折角獲得したしばし安眠の席を死守したいだろう、という気持ちもわかる。

けれど日本人だけが、なぜみんな電車のなかで眠っているのか。

アメリカの地下鉄などに乗ると寝ている人はまずいない。みんなパキッと目をあけている。平均的にそんなに長い通勤時間ではない、ということと、危険察知、防止の意味があるようだ。寝入ってしまうと手にした荷物を駅に着いたとたん瞬間的に持っていかれてしまう、というようなこともあるようだ。だからみんな黙って目をカッと開いている。

中国の列車はみんなお喋りしている。中国人というのはよく喋る民族で、知らない者同士でも平気でお喋りを始める。だから列車の中は全体が常にうるさい。

ぼくは時々日本の電車のラッシュアワーに乗るが、ぎっしり満員で、もうスマホをやる隙間もない。他人同士密接し、おしくらまんじゅう状態でありながら電車の中は「しーん」としている。あれは慣れない者には言いしれない恐怖の状況でもある。大げさに言えば生きてる人間の葬送列車の気配さえある。

座席に座っている人はみんな寝ているからやっぱりみんな黙っている。誰か何か言ってるとしたら「寝言」だ。しかも自分の荷物を網棚に置いてその下の座席でぐっすり眠っている。日本の公共交通はまだそれだけ安全、ということなのだろう。日本人が電車の中でみんな寝てしまうのはサラリーマンなどの場合、職場と自宅の距離が遠く、電車のなかで寝ていくのがもっともラクチン、という理由と、この電車のなかのイネムリで日頃の寝不足を補う、という目的があるようだ。

『世界が認めたニッポンの居眠り』（ブリギッテ・シテーガ／畔上司訳＝阪急コミュニケーションズ）の著者はオーストリア人。ウィーン大学日本学研究所で睡眠に関する研究により博士号を取得し、一年近く日本での生活も体験している。

この本のまずはじめに書いてある。

日本は「イネムリだらけ」。

著者に指摘されるまでは気がつかなかったが、イネムリとは「居」ながら「眠る」ことであった。その視点で見ると本当に日本の街はイネムリだらけだ。いま書いてきた電車の中を代表として、道端のちょっとした段差の上、居酒屋やデパートの店内、客待ちのタクシーの運転手、図書館内、授業中や仕事の合間、会議中、管理職の偉いヒトのデスク前でのイネムリ。はなはだしいのは週刊誌などが超望遠レンズで撮ってグラビアなどにとりあげる、やや意地の悪い、しかし庶民には胸のすく国会議員らのだらしない居眠り呆け顔の数々。

「私は早朝にディスコの店内、それもスピーカーの間近で眠っている人たちを目撃したことがある。ほかにもスポーツ施設内やコンサートの最中、さらにはレストランでの夕食の最中に見かけたこともある」(同書)

日本人の不用心は電車のなかだけではないとわかるが、それと同時にこの本を読んで強く感じたのは、日本人は「人前」に寝呆けた顔や弛緩した自分の姿をさらすことをあまり恥と考えていないらしい、ということだった。

それと同時に、このイネムリだらけの現代は、日本人が世界の人々に比べて働きすぎなのではないか、ということも考える必要がある。前に欧米など先進国と比べて日本人の睡眠時間の平均がもっとも短い、というデータを紹介した。「勤勉日本」の余波が、こうした街なかや公共施設の不用心な「イネムリ」風景を生んでいるのかもしれない。そして「イネムリ」の風景があまりにも多いので、それらを日常的に見ている多くの人々が自分のイネムリに寛容になっている、という可能性もある。

## かわりゆくシエスタ文化

この本にも書いてあったが、世界ではインド人もよくイネムリをしている。日本と少し違うのは、一人でイネムリをしている者も当然いっぱい見るが、たくさんの人が集まってイネムリしている風景を実によく見ることだった。これはアフリカのいくつかの部族でも同じようで、両者から類推するのは「何もやることがないから」というイネムリの背景である。そうして日本では見ない集団でのイネムリは「安全」ということに何か関係しているような気もする。ときにアフリカなどでは野生の動物たちが、まさしく集団でイネムリをしている光景がいたるところにある。

アフリカの部族のなかでは、野生の動物の集団イネムリと同じように、誰かひとり「見張り」のために起きている、という動物的行動をとっているところもあるようだ。

世界の「イネムリ」事情のなかでぼくがもっとも羨望するのは欧州、とくにスペインで習慣的に行われているという「シエスタ」だ。イネムリなどという曖昧なものではなく、自宅に帰って夫婦ともに「ヒルネ」しちゃう、ということのなんというおおらかで魅力的な……。と長いこと思っていたのだが、先の『世界が認めたニッポンの居眠り』によると、熾烈な世界同時経済競争のさなかにスペイン政府は次第にシエスタの短縮や廃止の動きに入っているという。

まあそれも考えてみれば当然であるかもしれない。伝統的なシエスタは午前十一時半ぐらいから午後三時ぐらいまでの間の二〜三時間であるという。この慌ただしい現代、そのあたりの時間といったら日本などは一番労働に集中している時間帯である。

ただし、問題は、そうやって一日中精根詰めて労働している蓄積疲労による効率の低下と、「ヒルネ」をして一日を二つにわけて使うような意識になるシエスタ文化圏の労働効率を比べるとどうなのだろう、という点である。

シエスタは中国から南米までかなり幅広い国々で習慣化されている。そのなかには赤道から遠くなる国では夜が短くなるから昼の眠りで補う、という生理的な理由もあるようだ。「シエスタ」によって夜の睡眠が短くても身体への負担が少ない、という効用もけっこう大きいようだ。この指摘は魅力的だ。

ぼくなどは基本的に自由業だから自分で「シエスタ生活」を実践していっていいのだが、それをするとやはり「眠れない夜」の来襲が怖い。贅沢な環境にいるのに困ったものだ。

# 10　睡眠グッズはどれほど効くか

## 自分の神経にイカル

不眠症だ、眠れない、苦しい、だからどうしたこうした、と騒いでいるけれど、考えてみたらぼくのソレなどはかなり低レベルの悩みで、立場や状況によってはもっとずっと深刻な問題に直面している人のほうが多いようだ。

たとえば十分な睡眠をとれないまま厳しい仕事を連日強いられることによって体や精神のバランスを崩し、思わぬ厄介に陥る、あるいは巻き込まれる、などという日々のなかにいる人。それが改善されないとやがて「うつ」になってしまう、ということもかなりの確率で起こるようで、サラリーマン向けの雑誌などが最近そういう問題をしばしば大きく特集している。

働きざかりの人々の「不眠」から「うつ」への状況悪化の危機は主に職業や昼夜の居住環境と密接に関係しているようである。

モノカキという仕事をしていて唯一ありがたい、と思うのはどこかに通勤して仕事をしなくてもいい、ということだ。基本的に自宅が仕事場である。だから眠れなかったら起きて仕事をしていればいいのだ。その仕事もそもそも「ひとり」でやる（しかない）ものだから、自分中心でいい。寝られないあいだはずっと原稿仕事をしていて、疲れたら眠る、というふうにしていけば、仕事が進んでいるかぎり、それでさして問題はない筈なのだ。オレ不眠症なんだ、などと友人らにコボすとみんなそう言っていた。

ただし、世の中、というか〝ニンゲン〟というものはなかなかそうはうまくいかない。ここに「心身の調子がよければ」という要素が大きく加わってくるからだ。

たいへん悲しいことに、眠れないときは、やはり体のどこかの調子（とくに神経、頭脳関係）がちゃんとしていない、という場合が多い。いくら考えても解決しないような問題を抱えていたり、何かがおきて漠然とした不安におそわれていたり、単純に疲れすぎていたり、とその要因は様々だ。

人間、疲れすぎていたらすぐに寝てしまえるものだ、と思う人もいるだろうが、それはよほど素直な精神の人で、疲れすぎているとかえって寝られず、体はいますぐ丸太を転がしたように寝てしまいたいのに、神経、頭脳が邪魔をしてかれらが組んで力ずくで寝かせてくれない、などということもしばしばある。

そういうときは、起きて机の前に座っても原稿などをスラスラ書ける状態にない。気がつくとそのことがかえってストレスになり、焦りとイライラがくみあわさってますます素直なフッーの睡眠から遠ざかっていく、というどうにも始末の悪い状態になっていってしまうのだ。

もうひとつ、こういう自由な仕事をしていても、翌日決められたところに行くためにキチンと正しく早起きをして旅支度して出掛けなければならない、というようなことがけっこうある。目覚まし時計をかけて早く寝よう、とするのだが、これがよくいう「神経だけがトガル」というような現象をおこし、暗闇のなかでパチリと目をあけたまま、いたずらにどんどん進んでいく時間の中で煩悶する、ということなどがしばしばあり、我ながら自分の神経とか精神にイカリのようなものを感じる。

飛行機に間に合うためには六時に起きる。そのために世間並みに正しく十一時にベッドにもぐりこむ。しかし暗闇に目玉パチリで悶々としているうち午前二時だ。これでは明日、寝不足ですこぶる体調悪く、仕事に支障をきたしそうだ。そう考えるとますます焦りがつのり、さらに目玉パチリ。たちまち三時だ。今奇跡的に寝られたとしても三時間しか眠れない。それならいっそのこと起きてしまって朝まで原稿仕事でもしているか、などと思うが、さっきも言ったようにそういうときはどうせ頭は働かない。

さらにそうして出掛けた旅が三日とか四日と続く場合、旅先で寝られないことの連鎖的煩悶は自宅よりもはるかに大きい。

四十代の一番忙しかった頃、ぼくはそういう悪循環に陥っていた。

そうしてこれではたまらない、ということになり、睡眠薬を常用するようになっていったのだ。前にも書いたように、一時期連続して使っていたのだが、なにかのきっかけで薬に頼らないで眠れるようになった。やれやれと思ったが、それがまた、ぶりかえしてくる、とは思いもよらなかった。

けれど、医者が言う、お酒を飲んで酔ったイキオイで寝るよりも、割り切ってクスリで眠るようにコントロールしていくほうが体の負担を考えるとずっといいのです、というのは本当で、要は自己コントロールが肝心ということになるようだ。

## 自分の中、隣にある危機

「東京新聞」二〇一三年十月三十一日の特集記事に「日本人は睡眠不足―損失3兆5000億円」というショッキングな見出しがあった。

世界の先進国で日本人がもっとも睡眠時間が少ない、というデータは以前に示したが、この記事はスウェーデンの家具大手「イケア・ジャパン」が東京、パリ、ニューヨーク、ロンドン、ストックホルムに在住している二十歳以上の千四十人にインターネットを通じて調査したもので一番新しいデータになりそうだ。

その結果東京の住人はやはり一番睡眠時間が少なく七・三時間で、最長のパリ住民と一・六時間の差があった。そのためか睡眠に不満、という人は東京が四七パーセントと他の都市の人々と比べて最多。最少はロンドンで二五パーセントだった。

日本睡眠学会理事の白川修一郎氏は「日本は睡眠時間を削ってでも働くことを美徳としている風潮があり、欧米に比べて睡眠の大切さが理解されていない」と指摘している。たしかに最近、時代に逆行するように労働環境の悪化がいろいろな職業で聞かれ、睡眠と食事のどちらをとるか、というような日常を送っている人も多い、という事例をたくさん聞いた。ワーキングプア現象は肝心の労働力を破壊しかねない。

白川氏が調べた海外の研究結果では睡眠が二時間不足すると脳の働きが鈍り、企業の競争力低下、学習能力の低迷にもつながり、社会全体の活力を落とす恐れもはらんでいる、と分析している。

日本大学医学部の内山真主任教授は、二〇〇五年に化学メーカーの従業員約五千人を対象に日頃の睡眠状況とそれによる影響などを調べた。その結果、睡眠不足で眠気がある時の作業効率は男性で平均四〇パーセント、女性で三七パーセント低下した。

影響の内容は欠勤、遅刻、早退、眠気による作業効率の低下、交通事故の有無などである。内山教授はこのデータをもとに「睡眠不足による経済損失」を推算すると、国内全体で年間約三兆五千億円の損失になる、と指摘している。

内訳は作業効率の低下で三兆六百億円、居眠り運転などによる交通事故で二千五百億円、欠勤・遅刻・早退が千六百億円だった。

ぼく自身にも体験があるが睡眠不足と疲労の中でクルマを運転していて目をあけたまま眠ってしまったことがあった。ホンの一瞬だったが、クルマがいきなり不自然に左右に振れるので気がつき「ああ、オレ今、目をあけたまま寝てしまった！」ということに気がつき慄然とした。一瞬先は地獄、というコトが自分のまわりにとりまいているのを知った。自分が運転しているクルマでなくても高速道路を長距離走っているときなど、前をいくクルマがあきらかにふわふわ蛇行していることに気がつくことがある。イネムリ運転だ。大きなクラクションを鳴らして注意を喚起させることにしているが、その前に本格的になにかのアクシデントをおこす、ということもあるから怖い話だ。

長距離の大型トラックの事故などは重労働の上に睡眠不足がかさなって起きる事例が多いらしい。飛行機や船などもこれまでの事故でパイロットや船長のイネムリが原因、ということは証明されずともかなりあったのではないだろうか。そのように考えてくると「睡眠」の重要性は社会的責任ともからんでますますとてつもないことになる。

## 黄金の睡眠環境

これからは日本人全体でそれぞれの睡眠の重要性を考え、積極的に「いい睡眠の環境」を作ることがとても大事なのだ、ということがこの種の調査やデータから次第に見えてくる。

定住地がなく、当然家だの寝具などがない大むかし、人は様々な場所で様々な方法をみつけて眠りという休息を得ていた。暑い土地では地面に穴を掘り、そこに体を丸めて寝た。寒い土地では洞穴や木のウロを見つけ、火を管理できるような時代になるとそのまわりで寝た。

暑い土地に住むブッシュメンなどは、地面に片耳をつけ、もう片方は空中にむけて、動物が接近してくるとすぐに地面からひびいてくる微かな音や風にのって伝わってくる動物の臭いで目をさました。それは夜間に行動する動物を狩るためであり、攻撃をしてくるある種の動物の接近をいち早く察知するためでもあった。

その頃の、住居や寝具をもたない人間にとって夜は怖い時間であり、またチャンスの時間でもあった。ただしどちらにしても長時間の深い眠りは得られなかっただろう。「睡眠」状態にいる、というのはむかしもいまもはなはだ不用心なものであり、眠るときはそれなりの注意をしなければならない。

現代人が眠る前に家の戸締りをし、ガスなどの火の元を点検するのは、かつてブッシュメンが地面の浅い穴の中に丸まって、手に槍を持ったまま眠りに入ったのと人間行動としては本質的にさして変わらない筈だ。

現代人は、さらにそこに加えて複雑なストレス社会に生きているから、それにもまして安心して眠るための工夫をいろいろしなければならない。
寝心地のいいベッドや布団はもちろんのこと、最初にしたことは「眠る場所を暗くする」ということだったろう。部屋のカーテンを閉め、電灯を消して暗くするほうが眠りやすいことはみんな知っている。

部屋の照度によって睡眠の深さがちがってくる、というある実験があり、寝室が明るいほど眠りが浅くなる、という結果を得た。しかしこれはわざわざ実験までしなくても我々は経験的に知っていることである。

また部屋をあまり完璧に暗くしてしまい、朝になっても外の光が入ってこないくらいにすると寝過ごしてしまう、ということも経験している。カーテンなどの遮蔽物を少しあけておくと、朝になり太陽の光が部屋に入ってくると自然に目が醒める。これは光に敏感に反応する脳内分泌物質メラトニンが体内時計を刺激するからであり、動物の一種類である人間が一日の概日リズムにしたがって生きていることの証明でもある。

音の遮断、ということも質のいい睡眠に欠かせない大事な環境整備だ。安普請の家で隣の生活音が常に聞こえてきたり、盛り場近くに住んでいて、深夜までカラオケの音が低音の振動までまじえて聞こえてくる、などという劣悪な環境が現実にあり、そこで寝なければならない人がいる。よほど神経が太くないかぎり質のいい睡眠は得られないだろう。就寝時間である夜の騒音に対する関係者の鈍感ぶりと、そういうことを取り締まる思考や法令などが先進国のなかでは日本はとくに遅れている、と「静かな街を考える会」など生活騒音問題を追及するいくつかの民間団体などが指摘している。

その点ではドイツなどがとくに厳格で、これは歴史的に彼らの多くが石で作った家に住み、外部からのいらぬ騒音の遮断を、住居づくりの初期段階で意識していることと関係しているようだ。

日本を含むアジアの環境音に対する防護姿勢はおしなべて軽い。それは住居のつくりとも関係しているようだ。日本のむかしの住居は木と紙と藁から作られており、長屋などは粗末な土壁一枚で隔てられている。その頃は隣からの生活音が聞こえてきても「聞いていない」という環境順応をしていたという。

外からの音が安易に入り込んできてしまう住居は、アジアの家づくりにとても多い。けれどこれは同時にここちのいい睡眠を持続させる音と微妙に隣接している、という別の見方もある。

冬の夜の雨や風などの音も、自分があたたかい布団にくるまれているようなときに聞いているのはなかなかここちのいいものだったりする。ぼくはよくいろいろな土地でキャンプをするが、川のそばに張ったテントで絶えず川のせせらぎが聞こえてきたり、海のそばで波の音が繰り返し聞こえてくるような場所ではいつのまにか自然にここちのいい眠りに入っていることが多い。

意味を持たないそこそこの音量の反復音というのが眠りを誘う、というのはよく理解できるような気がする。前章で触れた、日本人に圧倒的に多い、電車のなかのイネムリは、電車の走る反復音とそれに連動する反復振動がくみあわさっているのだから「理想的な睡眠環境」なのかもしれない。

ぼくがほぼ毎月行っている釣り仲間とのキャンプなどでは、宵っ張りの仲間たちが焚き火などをかこんで深夜まで喋っていることが多い。意味までわからないがその重奏する声がぼんやり聞こえており、ときおりパチパチと薪のはぜる音などがするようなシチュエーションのなかで寝入るときがいまはぼくの人生の「黄金時間」だ。

モンゴルは何度も旅した土地だが、ゲル（遊牧民の組み立て式移動家屋、白い半球形をしている）の中では常によく眠れた。とくに風が吹いている夜などは、風が丸いゲルの壁をさらさら流れていく音が上質の素晴らしい睡眠に誘ってくれていたような気がする。

こういう効果をおよぼす音楽も有効ということになる。精神がやすらかになるような自分の好きな音楽などを寝るときにゆったり聞いている、というのは世界の国で眠れない人がみんな試みていることだろう。

前出の『睡眠文化を学ぶ人のために』にはそういう眠るための環境づくりのアドバイスがいろいろ出ている。この本でぼくが初めて知ったのは「香り」が睡眠に大きな効果をおよぼしている、ということだった。神経を鎮める作用のある香りについてである。

ひとつの例として武士が戦場に赴く前に、兜に香を焚いて気持ちを鎮めた。同じようにエジプトの兵士も兜のなかに香料をいれたという。お寺の線香の香りなども神経を鎮静化するために役立っている、と考えていいだろう。

このように香りが神経におよぼす効果の科学的な研究が始まったのは比較的新しく、一九八六年にはじめて脳波を使った実験が行われ、香りのタイプと気分に及ぼす効果を測ることに成功したあたりだという。

「興奮効果のある香りのタイプはフローラル系、スパイシー系、ミント系、鎮静効果のある香りのタイプはシトラス系、ハーバル系、ウッディ系であった」

もっとも、これらはさきの本に書いてあることをそのまま記しているのでナニナニ系といわれてもそちら方面にまるで知識のないぼくには書きうつしていても実は何がなんだかわからない。

けれど、睡眠科学では、光や音などのほかに人間の五感に重要な「香り」が不眠に悩む人にもっと効果的なものとして広く使われるようになることは重要な発見だった。

## 神様ホトケ様ソルト様

本章で主なテキストにしている『睡眠文化を学ぶ人のために』に「ねむり小物」についての詳しい言及がある。安心して眠るために自分のベッドや布団のまわりに置いておく物をこまかく図式化したものだ。いろんな人の例を網羅したものだからもの凄い種類と数になるが、これをみると「触っていたいもの」が圧倒的に多い。抱き枕などは、そういうものがあると知ったときぼくは冗談グッズかと思ったのだが「安心感を得るため」という理由のひとつはブッシュメンの槍に近いものなのだろうか、と思った。鉄の棒、というのもあった。石、水晶などはなんとなくわかるとしてもダチョウの卵というのが謎だった。個人の好みによって分かれる千差万別の世界なのだろう。

ぼくの睡眠グッズは基本的に「本」であるが、読みふけってしまって寝るチャンスをのがす、ということが多々あるので、少し考えものである。寝る前にぬるいお風呂にはいっておくと布団の中の本のやすらぎはより効果的になるのだが、本にのめりこみすぎてしまうと、折角のお風呂で体の血がゆったり全身を回って自然の睡眠に入っていく頃のカネアイを逃してしまったりして取り返しがつかない。

あるとき「寝る前のお風呂に塩を少しいれておくと非常に効果的ですよ」と同じ不眠に悩む人に聞き、慢性的に「溺れる者は藁」状態になっているぼくはすぐにそれを取り寄せて試してみた。

その塩はフランスのブルターニュの海水に手を加え原始海水に近い状態に結晶化させたもので、普通の塩にくらべると非常にキメがこまかくミネラルが豊富。小ぶりのカップに厚さ一〜二センチぐらいの量をバスタブにいれて塩風呂にする。

使用説明書には最低十二分間お湯に入っているよう書かれている（理想は十二〜二十分）。そのソルト風呂は、飲料としては吸収しにくいミネラルを直接皮膚からとりこめるようになっているのが大きな特徴で、肌のケアになるが、重要なのは心身のときほぐし、精神の安定などに作用することである。

たしかにこの「ソルト風呂」に入るとよく眠れる。不思議な現象があって、風呂あがりに出る汗はいったんおさまるが、このお風呂に入ると二次発汗という現象があって数分後にまた全身があつくなり発汗する。それが十五分前後続く。たしかにソルトによって体内の何かが活性化しているのだな、ということがわかる現象である。そうして汗のひいたところでベッドにもぐり込む。最初の頃は塩の量を間違えて大量にいれてしまったので、湯船からあがるとき倒れそうになってしまい、そのましばらく座って休み、あとはベッドに入ったのち記憶なしだった。

量をまちがえると危険というのを知った。さらに注意すべきことはいくつかあって、前後にかならず大量の水を飲むこと。

ぼくは最初の頃、それを怠ったものだから翌朝「痛風」のような症状に陥り大層焦ったものだ。多分浸透圧作用がからんでいる。人間の皮膜は小さな穴だらけで、体内からバランスを欠くくらいに水分がどんどん出ていって、尿酸値が高くなり、痛風が発生しやすい状態を作ってしまったのだ。幸いその日のうちに指先の痛みは去ったが、入浴前後にたくさんの水を飲む、という指摘の重要性がよくわかり、今は真面目に実践している。

このソルト風呂に入るようになってぼくの不眠症はかなり改善にむかった。まことにありがたいことで「神様ホトケ様ソルト様」とお呼びしないといけないくらいである。

しかし精神がガンコになっているときは、これに軽い睡眠薬を併用しないとやはり眠れないことがよくあるから完全解消というわけではないが。

『ねむり衣の文化誌』(睡眠文化研究所・吉田集而編=冬青社)を見ると、人類はむかしからやすらかな睡眠をとるための「ねむり衣」にずいぶん気をつかっていたことを知る。

いちばんのねむり衣はハダカだ、という民族もいる。ハダカでシーツにくるまって寝るのだ。これは北極圏に生きる男女がハダカで皮の寝袋に入って寝ていたのと少し共通点があるようだ。普段着ている衣服が汚いので、寝場所を汚してしまう、ということと、ハダカで男女が抱きあって寝ればすこぶる暖かい、という理由があったのだろう。

# 11　やわらかい眠りをやっと見つけた

## 本で睡眠のお勉強をしても……

睡眠・不眠にまつわるいろいろな話を書いてきて本章が最終章。

何をどう書いて立派に最終章を飾るか、などという、だいそれたことを数日前から考えていた。

自分自身の体験を踏まえて、とはいうものの、こういうきわめて普遍的なテーマは、いくら体験者、当事者といえども、それはたまさか一人の個人的な話でしかなく、実は「本当の不眠症」に悩んでいる人には何の役にも立たないのだろう、ということを、書き進めるにつれてぼくも感じてきているからだ。

ぼくは三十年来の「不眠症」だが、これはまあ、毎日拷問のように暗闇に目玉バッチり、というようなわけではなく、日によって軽重があるという「いいかげんな不眠者」だ。

でも、それでも世の中がすっかり寝入っているような時間に一人起きている、ということは辛いから、その当初はいろんな「不眠打開、不眠解消」などという本を自分のために読んできたが、はっきりいってただの一冊もその有効回答になったものはなかった。

この本を書くにあたっても夥しい数のもっと突っ込んだ精神病理にからむ本まで読んできたが、それらの本はどんどん難しくなるだけで、ますますわからなくなり、読むほどに寝られなくなっていった。

考えてみればそれはそうだ。足を怪我して「痛い、痛い」といいながら神経と痛覚の専門書を熟読しても痛さがやわらぐものではない。

おまけに巷に数多く出ている「睡眠や不眠」にかかわる本を書いている人は学者や医者といった専門家であっても、本人は「不眠」など体験したこともなかったりするので、いくら脳医学の権威が書いているといったって感覚的にはこちらには隔靴掻痒で、眠れない者がそれを読んでたちどころに眠れてしまう、というわけではないのだった。

そういう意味ではこの一年、無駄な本をいっぱい読んでしまった。

ただし、人間（動物）の眠るメカニズムやその生物学的な意味などというものは以前よりはいくらかわかってきた。

賢い人は、そういう学問的なことを理解したうえでさらに臨床睡眠学とでもいうようなものを学び、いろいろ自分自身で研究、実践していけば見事独力で「不眠症解消」という成果を得られるのかもしれない。

事実そういうコトのために編まれた本などがいっぱいあったのだ。しかし浅学単純なぼくが言ってしまうのはあまりに僭越とは思うものの「不眠」に悩む人にとって、そういう本は殆ど力にならない、ということを確信したのがこの一年間の読書結果でもあった。

読者ニーズと著者の返答に大きな、どうしようもないズレがあるのだ。

たとえばぼくは本書の最後を明るくしめくくるものとして、いささかでも「夢」のあるように、睡眠のなかにおとずれる「夢」についての意味や効用やアクティブな可能性（たとえば新年二日の夜に枕の下にしいて寝るとよいとされる七福神の絵なんて縁起もの）についてできるだけ明るく無邪気に語っていきたい、などと思い、夢についての本もいくつか読んだ。

レム睡眠のときに夢を見ていることが多い、ということがわかっている。浅い眠りのときだ。その人がどんな夢を見ているか——を分析することによってまだ科学が解明できていない神秘なる「睡眠」のある種の深淵に迫れるのではないかと期待した。当然ながらその問題はこれまで幾多の研究がなされてきた。

「睡眠と夢」といったら古典的ながらフロイトとユングの名があがる。だからそういう本も読んだが結局は精神分析と哲学の世界に迷い込んで方向を失っただけであった。そして、それらは「もう古い」という外野からの指摘をいくつも眼にした。

かれらが初期の頃に実験、発表した、とくにフロイトの「夢判断」などについてはシロウト解釈ながらみんなが抱いた疑問をぼくも持った。

「夢を見た、という人が本当にその前の晩にそんな夢を見たのかどうか証明できない」

という問題が常にあるからだ。

「なんとでもいえる、なんとでもこじつけ分析できる」

という反論が常にある。

個人が意識の外で「夢」として感じていることをまわりの者が本当のこととして知る手だてがない、という現実が一方にある。

脳波はいくら克明に探知分析してもその人が見ている「夢」まではわからないし、ましてやその「分析」などまったくできないが、しかし、いま脳のなかで起きている脳科学的な変化（睡眠の質など）は確実にわかる。

フロイトとユングで停滞していた「夢の科学」はアメリカの心理学者カルヴィン・S・ホール（一九〇九～八五年）が多くの協力者（学生などによる調査）を得て夢を採集し、それを分析するという新しい発想による実験を行いひとつの方向を示したと、『人はなぜ夢を見るのか―夢科学四千年の問いと答え』（渡辺恒夫＝化学同人）にある。

彼らが採集し、分析した夢は五万例に及んだ。この本にはその分析の結果とそれから類推される夢から得られる人間と人格の深層を追究し、フロイトやユング時代にない、新しい「夢の科学分析」に迫っている。膨大なデータの分析になるのでここでは結論的なものの紹介も難しいが、睡眠と夢の関係が現在もこのようにいくらかずつでも進んでいることを紹介しておきたい。

## 脳の問題

『アンドロイドは電気羊の夢を見るか？』はＳＦ作家フィリップ・Ｋ・ディックの小説

だが『ブレードランナー』というタイトルで映画化され、原作、映画ともに屈指の傑作と言われている。

この原作のタイトルは、人間がなかなか寝られないとき、頭のなかで、羊が牧場で一匹ずつ飛び跳ねるのを「羊が一匹、羊が二匹、羊が……」と数えているとそのうち寝てしまう、というつまりは「いいつたえ」をアンドロイド＝ロボットに置き換えたタイトルだが、ディックはこれ以外にも人間の脳を未来世紀の人間がいろいろに「いじる」小説をいっぱい書いている。

『報酬』はコンピューターエンジニアが苦労して完成させたコンピューターによるプロジェクトの全てが脳から消されている話。

『少数報告』は三人の特殊環境にいる人間の脳によってその世界が機能していく話。どちらも映画化されている。

コンピューターと人間の領域をやはり映画として非常にショッキングに描いた『マトリックス』は特定の場所に生体保管された人間の頭脳がコンピューターが作り出した仮想世界で行動し、それを制圧しようとする敵と闘う話。

どれも数十年前は「夢の世界の話」で片づけられるような内容でもあった。これらの小説や映画を見ていると未来社会は、科学が人間の脳をかなり自由にコントロールしていく時代になりそうだ。

こういう世界をたとえフィクションであっても、リアルな映像で見ていると、ほんの少し先の未来では人間の睡眠コントロールなどいとも簡単にできそうに感じる。さらにやがて脳コントロールは人間の脳に植えつけて作った別の記憶や別の人格を持つ人間を作り、それらの人々による仮想世界をこしらえていくようなこともやりそうだ。

## 夢の記録装置

人間が睡眠しているあいだに見ている夢を映像として記録装置に取り込んでいくシステムができるのもそんなに遠い未来のことではないように思えてくる。

ある人間が眠るときに脳のしかるべき場所に夢を記録する装置をとりつける。一晩のうちにくりかえされる約九十分周期といわれるレム睡眠のときに見ている夢を信号だけではなく具体的な画像として記録していく、つまりは夢のビデオディスクのようなものだ。

ぼくなどは、そういうものが一般用として発売されたら多少金額が張ってもぜひ買いたい、と思っている。新宿の安売り電器店によなべして行列を作る覚悟だ。

ずっと書いているようにあまり良質の睡眠ではないと思うけれど、ぼくはレム睡眠の直後に覚醒したときなど実に奇抜でなまなましい夢を見ていることが多い。それはときにフィリップ・K・ディックにまでは及ばないものの、睡眠脳だから見たりできたのだろう、というような恐るべき奇抜なストーリーや登場人物、生物、物体などが脈絡なく覚醒したばかりの頭のなかを駆け回っていることが多い。

それらを「夢の記録装置」で収録し、リプレイさせたら、締め切り直前で苦悩しているSFなどの短編一本ぐらいは軽く書ける素材、アイデアなどを見つけることができるのではないだろうか。

不眠状態のときにも二十分とか三十分（たぶん脳が疲れ果てたことによって）知らぬ間に寝入っていることがある。そういうときに不連続ながら、しかし舞台装置はつながっている連続した不条理な世界のなかを彷徨っている自分がいたりするのだ。

そのような断片的なものは、脳から直接入ってきて記録されるのならリプレイされたとき、モノガタリはやはり不条理につながっている可能性がある。そういうものをひとりで見るときというのはきっと恐ろしく怖いことだろう。

もっとも、だからといって、低俗な予期せぬ夢を妻などと一緒に（セルフチェックなしに）いきなり見るほうがもっともっと恐怖だろうけれど。

最後の章に「夢」のある夢の話で、などというモクロミは虚しく散った。もっともそれは最初からわかっていた。いい眠りがあってこそいい「夢」があるのだろうから。

でもなんのこころあたりもなく、ときおり「悪夢」を見て眼がさめることがある。熱があるときなどはさもあらん的な脈絡のない苦しいだけの夢だが、病気でもないのにとてつもない悪夢を見て、眼をさましても布団の上にへたりこんだまましばし呆然としていることがある。

「あっ夢でよかった！」

と、思いっきり安堵する。

たとえば、人を殺したような夢だ。

リアルな夢だと、本当にいまのは夢だったのだろうか、本当におきていたことなのではないのだろうか、などと不安になり、ちゃんと覚醒して、昨日のことをじっくり思いだしてみる、テレビのニュースを見る、などということを狼狽しつつおこなう。間違いない。よかった。誰も殺してない。

二度目の安堵で、再びやすらかな眠りに入れればいいのだが、こういうときに「不眠者」は始末が悪い。

天井を見上げながら、なんであんな夢を見てしまったのか、などということを考える。夢の舞台も、殺したヒトのこともまったく知らなかったりすると、夢の因果関係、ということが気になる。

つい最近それに似た映画を見た、とか小説を読んだ、という記憶があれば納得もするが、そういうものがまったくない場合、眠れない頭で「これはある種の予知夢というものではないのか」、などと考えてしまったりする。どうも始末が悪いというかつまりは「寝覚め」が悪い。

あの悪夢の舞台は都会だったから、明日夜に新宿にいく用があるけれどやめようかな、とまで考えたりする。しかしそれも悪夢を見た直後だからそんなふうに殊勝な気持ちになっているだけで、夢の精神的拘束力は弱い。

せっかくの「予知夢」あるいは「忠告夢」かもしれないものも夕方には「ただの夢じゃないか」という思いにかわり、やっぱりフラフラ都会に出ていくのである。

ああいう「悪夢」のカラクリは自分の精神や思考のなかから出てくるのだろうが、具体的にその「カラクリ」がどうなっているのか、実はここでもっと深く考えたかったのだが、すぐに調べる余裕がなかった。

## まだ何も解明されていない

こんなことを書いたからか話はヘンな方向にちょっとソレるが、こういう悪夢を旅先で見ることがある。ヨソの国や国内で何度かあったのだ。ユーレイのようなものを実際に見るよりも、精神的にはこうした「悪夢」のほうがより怖い。

旅先の古い旅館などは、かつてその部屋でどんなことが起きたのか旅人はまったく知らない。何かあってもよほどの大惨事などではないかぎりわざわざ宿の人はそんな話をするわけがない。

ぼくは、この世の中にわけのわからないものは絶対いる、というふうに信じている。それは外国で数度すさまじいのを体験したからでもあるのだが、人間はあたかも地球のすべての謎を科学的に解明した、などという顔をしているけれど、世界的、歴史的に見て、人間の科学が解明したものはまだ全体の何割か、ぐらいではないかと本気で思っている。論理的に説明できない事象が多すぎるからだ。

我々のみぢかな生活の中で、ヘンなものはその土地に憑いているのではないかとぼくは思っている。

旅先で見る「悪夢」のようなものはそういうことに関係しているのではないかと思うのだ。だから旅先で悪夢にうなされていきなり起こされてしまう、ということを何度か経験すると、たいていもう寝られない。朝まで悶々としている。

こういう「眠れない」は、実は「不眠」ほど辛くない。おかしな話のように聞こえるかもしれないが、ぼくは以前この本で動物でも人間でも「寝ているとき」が一番無防備で危険なのだ、ということを書いた。それをいちばんよく知っているのが野生の動物たちである。人間の泊まる場所だからたとえ屋根や壁のある部屋であっても、旅先では同じ動物として付近をよく知らないことへの不安はある。

## 寝床

最近のぼくは自宅の自分のベッドにもぐり込むときが人生のシアワセである——と思っている。とくに今は冬そのものだ。暖かいやわらかい布団にはいり、好きな本を読む。外が雨だったりするとその雨音も嬉しい。今頃濡れて背中を丸めてどこかを歩いているヒトもいるだろうが、そういうヒトのことまで心配してはいられない。

しかし近頃は本をあまり長い時間読んでいる根気がなくなった。眼もむかしよりは弱くなっているし、何より若い頃と違うのは本を読むにはそれなりのエネルギーやスタミナがいる、ということだ。

そこで最近、ベッドサイドテーブルに小さなＣＤプレーヤーを置くようにした。むかしからぼくは落語が好きで沢山のＣＤコレクションがある。数百枚、という数だが、最近またこれを聞くことにした。

いままでは旅の移動でも聞いていたから外部の音を遮断して音源をストレートに忠実再現する消音式ヘッドホンを使っていたのだが、布団のなかではやはりそんなものなしにスピーカーからじかに聞きたい。

ＣＤを一枚セットすると最低三十分から五十分ぐらいは落語の世界をゆったり浮遊することができる。そうして睡眠薬など飲まなくても知らないうちに自然に寝ていることが多くなった。

これがもうひとつの至福となった。

古典が好きで、とくに廓モノはどの噺家のものでも面白い。同じ演目でも噺家によってぜんぜんイメージが違ってしまったりするので、何度も聞いている噺であっても一つの噺のききくらべ、なんてことをするのを覚えてしまった。

でもそうなると所要時間が大変長くなるから一晩では無理だ。週単位のシリーズにする。このあいだは「寝床」シリーズだった。

この噺は有名だが簡単に内容を説明すると、ジャンルとしては長屋ものだ。

俗に旦那芸というが、長屋の大家さんでかつ大店の旦那が義太夫に凝ってしまい、お師匠さんについて習っているのだが、あまりうまくならない、というかとても下手である。しかしその下手さに気がつかない上に迷惑なことに誰かに聞かせたくてたまらない。客として聞かせるのに一番てっとり早いのは長屋に住んでいる店子である。

ある日、大家さんは義太夫大会をやろうとする。もちろん独演会だ。長屋の店子と店の番頭をはじめとして使用人を集めるが、ニワトリが絞め殺されそうな声をだす大家さんの義太夫を聞くほど世の中で苦痛なことはない。

番頭さんが客集めに誘いにいくと長屋のものはみんな急な用事をいったり仮病を使ったりして、結局誰もこない、というところから噺はぐんぐんすすんでいく。

一悶着あった後、誰も聞きにくる人がいないとわかって逆上した大家さんが脅迫的な立ち退きの申し渡しをする。

翌日追い出すというのだから店子のみんなは弱ってしまう。それを回避するために店子たちは仕方なく仕事を放り出して集まってくる。そうして世にも恐ろしい義太夫が語られるのだが、ガンガンやっていると、集まった店子は客寄せで出された酒がまわってみんな寝てしまっている。

でも一人だけ寝ないで泣いている小僧がいる。

義太夫に感動して泣いているのかと思った大家さんは、小僧さんに泣いている理由を聞く。義太夫は本来は悲しい内容が多いから、どんなところで感動して泣いてるのか大家さんは小僧に色々聞く。

もう眠くて眠くて仕方がない小僧さんは、まわりの大人たちがみんな寝てしまっているのに自分だけ寝られない。なぜなら義太夫をやっている大家さんのいる場所が自分の寝床である――ということを涙ながらに訴える。

そういう話である。

眠たくて眠たくて一人我慢していた小僧さんの「寝床」が噺の落ちになるのを聞いて、深夜ぼくは布団のなかでしみじみしている。

これは寝るときの睡眠装置の演目としてはなかなか難しい。

噺家の芸の巧みさや、寝ることに関する噺の骨子などを考えながらぼくは「闇の天井」を眺めてしまい、ちょっとこのままでは眠れなくなっているなあ、と感じているからである。だからシリーズのテーマを選ぶのも寝る前の重要な仕事だ。

でも、目下のぼくは、この寝る前の落語鑑賞は歳をとってからの不眠症対策としてはなかなかいい作戦ではないかなあ、と思っている。

# おわりに

というような展開で最終章ではなんとか明るい方向を示唆したのだけれど、ぼくをはがい締めにするぼくの不眠大王は、なかなか四方八方、手広く手堅く「不眠の魔の罠」をはりめぐらせていて、闘争完全勝利！　などという甘い結末を得たつもりで、その後ぼくは毎日笑って安眠をむさぼる日々になりましたとさ、という訳にはなっていない。

最終章でのべたバッタのキックのようなあたらしい抵抗の試みは、不眠大王の意表をつきちょっとずつ「ウーム」などとひるんだかに見えたのだが、考えてみればわが不眠大王にはその抵抗の痕跡にさえ気づいてもらえないような気がする。それでもなんらかの効果をもたらしたかも知れず、ソロリソロリと眠りにつこう、というときなど一番スリリングなときだ。

つまり、わが不眠症とのタタカイは、テキの弱みのようなものとか、防護壁の薄そうなところを少し発見できたぐらい、という程度のもので、このぼくの深夜の孤独のタタカイは実際のところなんら鎮静化の気配もなく、むしろ泥沼化している気配さえある。

でもほぼ二年間にわたって集中的にこの問題の周辺をほっつきあるいて、少しずつ「眠り」の普遍的なメカニズムを理解してきたことで、ただ眠れない、とグチっていた頃よりは確かに成長してきたような気がする。

テキは、自分と同じぐらいの質量を持った、自分の鏡の中でよく見えるひねくれ曲がった精神なのである。テキはあくまでも自分なのだ。そういう結論に至ったことだけでもぼくはなにか少しだけタタカイの糸口を見つけたような気がする。

最近のぼくはクルマを運転するときに、どうしてこのクルマが動くのか、その原理を前よりもちゃんと理解して走らせているような気がする。エンジンの仕組みも基本はわかる。ただエンジンキイを回してアクセルを踏み込んで走らせているのではなく、燃料を空気混合させてバクハツさせ、エンジンを回転させて、ギア操作で前や後ろにいく。

運転技術だけで「走っている」「スピードを出している」「とめた」という時代は越えた。自分の眠りについても同じような認識がある。横たわっていたらいつのまにか寝ていた、という赤ちゃんのような、あるいは天使のようなやすらかな自然の眠りはもう自分には絶対戻ってこない（永眠のときはもしかすると、という期待はあるが）。「達観」とも違う「理解」の要素が強い目下の感触だ。

エンジンがかかっていなかったら、クルマは走らない。眠りも同じで自分の精神がどこかで静かに回転しているのを感じながら、今夜の眠りに入っていくにはどんな程度の睡眠誘発剤にたよるか。あるいは精神の根幹部分が興奮しているのがわかると、まだ眠るときではない、ということが明確にわかる。

しばしば、酒を飲みすぎて気がついたら眠っていて夜中の二時に目を覚ます、という失態をする。それはそれで、意識しないで寝入ったのだから「うまくいった」という認識を持ってもいいのだろうが、今のぼくには「やっちまった」という事故の感覚に近い。

酔っていなくても興奮している自分の中のエンジンをじょじょに鎮静化させ、それからそれなりの睡眠薬を考えて、眠りに入るようにしている。

つまりぼくは「不眠症状」というものをくすりなど使わず根本から正常睡眠に戻していこう、などという方針は捨てた。覚醒している頑固な自分の神経を考えたときに、その向こう側にいる、ひねくれて悪質な鏡の中の自分である「睡眠妨害」の意欲に燃えたそいつを意識し、その都度うまくおりあいをつけてやっていこう、と考えているのだ。

この方法には「コツ」のようなものがある。睡眠薬があまりよく効かず、少し寝不足気味で疲労感があるときなど、午後の仕事が終わってぼんやりしたような時間にあまりなにかすることもせず考えることもなく居間のソファに半身横たえてさらにぼんやりしているようにしている。気がつくといつのまにか眠っていて、外のなにかの騒音刺激で目をさますまでまどろんでいる。それはほんの二十分ぐらいのこともあるし四十五分たっぷりのこともある。

でもこれこそ人生の一日のなかでとてもかけがえのない得をしたような気持ちになる。こういうのを「シエスタ」というのかな、と思ったりする。このささやかな眠りは、そのあとの時間に不思議なエネルギーとやる気をもたらせる。睡眠のなかの足し算、引き算がうまくいった感じだ。

こういうふうにその日々をある程度自由にやりくりしていけばいいのだな、と最近軽い気持ちで思うようになったのである。

ぼくはいま七十歳だ。こうやってあと残りの人生を気負いなく生きていければいいや、という思いだ。

気がかりなのは、今働き盛りの若いひと、壮年の人の不眠にまつわる苦しい感覚、精神の焦り、それに付随する疲労感、といったものだ。それらについては、このあとがきにいたるまでの本書の沢山の章でそれぞれの人によって理解や解釈の違うタタカイのヒントになるようなものに触れてきたように思う。

風邪や腹痛といった対症療法のある問題ではないから、医者でも実際のところ「何をどうする」ということはわからないのではないか、と思う。

勿論ぼくにもわからない。それぞれ苦悩し、自分でなんとか精神が楽になる道を模索していくしかない、というのがぼくの結論である。テキは自分なのだから。

●主な参考文献

『日本人の生活時間・2010――NHK国民生活時間調査』NHK放送文化研究所編／NHK出版／二〇一一年
『ナショナルジオグラフィック』日本版（二〇一一年七月号）／日経ナショナルジオグラフィック社
『上の空――頸髄損傷の体と心』藤川景／三五館／一九九三年
『スリープ・ウォッチャー』W・C・デメント著、大熊輝雄訳／みすず書房／一九九四年
『ヒトはなぜ人生の3分の1も眠るのか？――脳と体がよみがえる！「睡眠学」のABC』W・C・デメント著、藤井留美訳／講談社／二〇〇二年
『ヒトはなぜ眠るのか』井上昌次郎／講談社学術文庫／二〇一二年
『睡眠文化を学ぶ人のために』高田公理、堀忠雄、重田眞義編／世界思想社／二〇〇八年
『かくれた次元』エドワード・ホール著、日高敏隆・佐藤信行訳／みすず書房／一九七〇年
『週刊東洋経済』（二〇一二年六月十六日号）／東洋経済新報社
『新薬と臨牀』（二〇一二年六月号）／医薬情報研究所
『睡眠の科学――なぜ眠るのか　なぜ目覚めるのか』櫻井武／講談社ブルーバックス／二〇一〇年
『アメリカン・スーパー・ダイエット――「成人の3分の2が太りすぎ！」という超大国の現実』柳田由紀子／文藝春秋／二〇一〇年
『ナショナルジオグラフィック』日本版（二〇一〇年五月号）／日経ナショナルジオグラフィック社

主な参考文献

『睡眠という摩訶不思議な世界の謎を解く』星作男監修／C&R研究所／二〇一〇年
『眠れない一族――食人の痕跡と殺人タンパクの謎』ダニエル・T・マックス著、柴田裕之訳／紀伊國屋書店／二〇〇七年
『世界が認めたニッポンの居眠り――通勤電車のウトウトにも意味があった！』ブリギッテ・シテーガ著、畔上司訳／阪急コミュニケーションズ／二〇一三年
『ねむり衣の文化誌――眠りの装いを考える』睡眠文化研究所・吉田集而編／冬青社／二〇〇三年
『人はなぜ夢を見るのか――夢科学四千年の問いと答え』渡辺恒夫／化学同人／二〇一〇年

本書は『新潮45』連載、「不眠を抱いて」(二〇一三年四月号~二〇一四年二月号)を改題の上、まとめたものです。

椎名 誠　1944(昭和19)年東京生まれ。作家、写真家。『さらば国分寺書店のオババ』でデビュー。私小説、ＳＦ小説、随筆、紀行文、写真集など幅広く作品を手がける。近著に『埠頭三角暗闇市場』。

Ⓢ新潮新書

593

ぼくは眠《ねむ》れない

著 者　椎名《しいな》 誠《まこと》

2014年11月20日　発行
2014年12月10日　3刷

発行者　佐 藤 隆 信

発行所　株式会社新潮社

〒162-8711　東京都新宿区矢来町71番地
編集部(03)3266-5430　読者係(03)3266-5111
http://www.shinchosha.co.jp

印刷所　大日本印刷株式会社
製本所　加藤製本株式会社

ISBN978-4-10-610593-7　C0295

Ⓢ新潮新書

546
# 史論の復権
與那覇潤対論集

歴史の知見を借りれば、旧知の事実がまったく違った意味を帯びてくる。「中国化」というオリジナルな概念で日本史を捉えなおした若手研究者が、7人の異分野の知に挑む。

547
# フランツ・リストはなぜ女たちを失神させたのか
浦久俊彦

聴衆の大衆化、ピアノ産業の勃興、「アイドル化」するスターとスキャンダル……。その来歴に、19世紀という時代の特性が鮮やかに浮かび上がる。音楽の見方を一変させる一冊。

548
# 維新の後始末
明治めちゃくちゃ物語
野口武彦

失業した武士をどうするか？　幕府の借金を返すには？　列強から国を守るには？　たった十年で日本を激変させた明治新政府の苦闘を描きながら、近代国家というシステムの本質に迫る。

549
# 現場主義の競争戦略
――次代への日本産業論
藤本隆宏

本社よ覚醒せよ――敗北主義でも楽観主義でもない。あらゆる産業の実証研究を通して、「何をやりたいか」より「何なら勝てるか」を考え抜く、現場発の日本産業論。

550
# 和食の知られざる世界
辻　芳　樹

世界の一流シェフたちを驚嘆させた魅力とは？　最高の状態で味わうコツは？　良い店はどこが違う？　幼い頃から味覚の英才教育を受けてきた辻調グループ代表が綴る「和食の真実」

## Ⓢ新潮新書

551 **知の武装**　救国のインテリジェンス　手嶋龍一　佐藤優

東京五輪、尖閣、CIA、プーチン……全てをつなぐ一本の「線」とは？　最新国際情勢から諜報の基礎まで「プロの読み方」を徹底解説！世界と闘うためのインテリジェンス入門。

552 **日本版NSCとは何か**　春原剛

なぜ日本にNSCが必要なのか？「特定秘密保護法」との関係は？　今後の懸念とは？　その組織の機能から本家米国での実情、考え得る有事のシミュレートまで分かりやすく解説する。

553 **仏像鑑賞入門**　島田裕巳

すぐれた仏像に親しむことは、現代日本人の「特権」である。しかし、そもそも仏像とは何なのか。歴史や造り方、鑑賞と信仰の関係、秘仏の謎などを通じて、その本質に迫る。

554 **正義の偽装**　佐伯啓思

格差や不快感の正体は？「アベノミクス」や「民意」という幻想、「憲法」や「皇室」への警鐘……民主主義の断末魔が聴こえる。稀代の思想家が抉り出す「国家のメルトダウン」。

555 **心を操る文章術**　清水義範

笑わせる、泣かせる、怖がらせる、和ませる、怒らせる……読み手の感情に訴える文章を書くための発想とテクニックをつぶさに伝授。ユーモア満載の「一億総書き手」時代の文章読本。

## Ⓢ新潮新書

**561 誰も書かなかった自民党**
総理の登竜門「青年局」の研究
常井健一

安倍晋三から竹下登まで総理を輩出した「青年局」とはなにか？　元総理や小泉進次郎元青年局長などへの徹底取材から、自民党のしぶとさを生み出す謎の組織の実態が、今明らかになる。

**562 4割は打てる！**
小野俊哉

4割は「夢」ではなく、達成可能だ。キーポイントは「対右投手」「四球」「固め打ち」。日米の歴代ヒットメーカーのデータ分析から見えてきたプロ野球の奥深い真実。

**563 とまらない**
三浦知良

無理だと周りが思うのは、そんな人が今までいなかった、というだけなんだから――。歩みをとめようとしない「キング・カズ」自身による、前人未到の領域での前進の記録。

**564 風通しのいい生き方**
曽野綾子

人間関係は、世間の風が無責任に吹き抜け、互いの存在悪を薄めるくらいがちょうどいい……成熟した大人として、自分と他者、ままならない現実と向き合うための全十六話。

**565 働かないオジサンの給料はなぜ高いのか**
人事評価の真実
楠木新

サラリーマンなら誰もが知っている、「日本企業最大の不条理」は、なぜ発生するのか。大手企業で人事畑を歩いてきた現役会社員が、そのメカニズムを懇切丁寧に解きほぐす。

新潮新書

571
「超常現象」を本気で科学する
石川幹人
幽霊・テレパシー・透視・念力・予知……。その不可思議すぎる現象のメカニズムは、「科学的」にどこまでが解明でき、何が未だに謎のままなのか？　異端の科学の最前線。

572
その「つぶやき」は犯罪です
知らないとマズいネットの法律知識
鳥飼重和（監修）
ブログの悪口、ツイートの拡散、店の口コミ、SNSのタグ付け……これらが全て「犯罪」だとしたら⁉　インターネット発信における法律・ルールを弁護士が徹底解説。

573
1949年の大東亜共栄圏
自主防衛への終わらざる戦い
有馬哲夫
敗戦後も、大本営参謀、軍人、児玉誉士夫らは「理想」のために戦い続けていた。反共活動、インテリジェンス工作、再軍備、政界工作……発掘資料をもとに描く、驚愕の昭和裏面史。

574
ルポ　介護独身
山村基毅
非婚・少子化と超高齢化の同時進行で増え続ける「見えざる人々」。すべてを一人で抱え込みながら生きる彼らの日々に、自身、介護問題に直面しているルポライターが向き合う。

575
警視庁科学捜査最前線
今井良
「犯罪ビッグデータ」とは何か？　逆探知はどこまで可能？　科捜研、鑑識の仕事内容は？　最近の事件をもとに一線の記者が舞台裏まで徹底解説。犯罪捜査の最前線が丸ごとわかる一冊！

## Ⓢ新潮新書

576
### 「自分」の壁
養老孟司

「自分探し」なんてムダなこと。「本当の自分」を探すよりも、「本物の自信」を育てたほうがいい。脳、人生、医療、死、情報化社会、仕事等、多様なテーマを語り尽くす。

577
### 余計な一言
齋藤　孝

「でも」「だって」の連発、「行けたら行く」という曖昧な発言、下手な毒舌、バカ丁寧な敬語の乱用……28の実例と対策を笑いながら読むうちに、コミュニケーション能力が磨かれる。

578
### 知の訓練
日本にとって政治とは何か
原　武史

〝知〟を鍛えれば、日本の根源がはっきりと見えてくる――。天皇、都市、宗教、性など、私たちの日常に隠れた「政治」の重要性を説き明かす。第一級の政治学者による、白熱の集中講義！

579
### 凶悪犯罪者こそ更生します
岡本茂樹

誰もが「更生不可能」と判断する極悪人だからこそ、新たな気づきを得た時には、更生への意志が圧倒的に強くなる。受刑者教育にコペルニクス的転回をもたらした驚きの授業を初公開。

580
### 領土喪失の悪夢
尖閣・沖縄を売り渡すのは誰か
小川　聡
大木聖馬

「尖閣問題は、先人の知恵にならい棚上げすることが平和への道だ」と説く総理経験者、大物政治家、元外交官……一見、もっともらしい言説には驚きの詐術が隠されていた。

Ⓢ新潮新書

581
# 日本の風俗嬢
中村淳彦

どんな業態があるのか？　収入は？　女子大生と介護職員が急増の理由は？　どのレベルまで就業可能？　成功の条件は？　三〇万人以上の女性が働く、知られざる業界の全貌。

582
# はじめて読む聖書
田川建三ほか

なるほど。そう読めばいいのか！　池澤夏樹、内田樹、橋本治、吉本隆明など、すぐれた読み手たちの案内で聖書の魅力や勘所に迫る。「何となく苦手」という人のための贅沢な聖書入門。

583
# 原発とどう向き合うか
科学者たちの対話2011～'14
澤田哲生 編

福島の事故からすでに3年余り、原発をめぐる様々な問題は今も〝宙ぶらりん〟のまま。この「異常事態」に、第一線の研究者たちが科学的事実と合理的思考で迫る対話ドキュメント。

584
# 60歳からの生き方再設計
矢部武

うまくいっている人には、「現役時代のメンツにこだわらない」「愛やセックスに対しても開放的」など、いくつかの共通項がある。「第二の人生」を成功させる秘訣を伝授。

585
# すごいインド
なぜグローバル人材が輩出するのか
サンジーヴ・スィンハ

NASAの職員の3人に1人はインド人！　世界屈指の「理系人材大国」はどうして誕生したのか。同国最高のエリート大学IITを卒業した天才コンサルタントが徹底解説。